PERDRE CISSIE, MÉNAGER MA VIE

Les périls de mon rôle d'aidant auprès de ma femme victime de l'Alzheimer.

Peter Barnet

Traduit de l'anglais (américain) par Sabine Boulongne

Un mari aimant raconte l'histoire de son mariage et des combats menés contre les défis à relever dans son rôle d'aidant auprès de son épouse en butte avec la maladie d'Alzheimer.

TABLE DES MATIÈRES

INTRODUCTION

L'HÔPITAL AMÉRICAIN DE PARIS

17 mars 2017, 19 heures

"Combien de temps avons-nous ? demandai-je.

□ Trois-quatre ans, peut-être plus, peut-être moins, me répondit le neurologue.

□ Comment cela va-t-il évoluer ?

□ Difficile à dire. C'est différent selon la personne. Avec le temps elle perdra probablement toutes ses langues sauf le suédois.

□ Je ne pourrai plus communiquer avec elle dans ce cas.

□ Il vous faudra apprendre le suédois.

□ Mais comment pourrait-elle oublier l'anglais ? Elle s'est exprimée dans cette langue tous les jours de sa vie depuis cinquante ans. On parle anglais à la maison. Elle le parle presque aussi bien que moi.

□ Votre épouse oubliera l'anglais, le français et l'allemand. Peu importe depuis combien de temps ou avec quelle aisance elle communique dans ces langues aujourd'hui. Elles ne sont pas stockées dans le même endroit du cerveau que sa langue natale... qu'elle peut aussi perdre, même si cela arrive rarement.

□ Devrais-je l'emmener à Stockholm ? Faut-il que nous déménagions là-bas ?

- Ce serait préférable pour elle. Elle se sentirait certainement plus à l'aise dans sa langue natale, sa propre culture. Oui, ça me paraît une bonne idée.
- Et vous êtes sûr que c'est l'Alzheimer ?
- Depuis le PET scan de la semaine dernière, j'en suis certain à 90%. Le seul moyen d'en avoir la certitude, c'est une autopsie post-mortem.
- Allez-vous le dire à ma femme ?
- Seulement si elle me pose directement la question. Dans le cas contraire, je me contente d'évoquer des troubles de la mémoire. Alzheimer est un mot terrifiant, alors à quoi bon lui infliger ça ? Elle l'aura oublié d'ici un jour ou deux de toute façon."

Le médecin n'en avait pas fini. Il marqua une pause et se pencha en avant sur sa chaise avant de poursuivre :

"Je suis vraiment désolé, monsieur Barnet, mais il faut vous préparer à une période encore plus difficile à venir. Avant toute chose, vous allez devoir prendre soin de vous. Cette maladie est en réalité plus dangereuse pour vous que pour votre femme. Près des deux-tiers des aidants principaux décèdent avant leur conjoint. Le stress tue les personnes âgées. Et vous allez en subir une quantité considérable au cours des mois et des années à venir. Il va vous falloir trouver des moyens d'y faire face, ou vous risquez fort de partir avant elle."

Sa remarque fut comme un coup de poing. Elle résume le terrible dilemme qui affecte des millions de personnes âgées - en nombre croissant – qui, comme moi-même, sont les aidants proches de conjoints victimes de démence ou de la maladie d'Alzheimer.

En un sens, nous avons davantage besoin d'aide qu'eux. A ce stade, la médecine ne peut pas grand-chose pour eux, hormis repousser l'échéance … et encore, rien n'est moins sûr. Quant à nous, nous devons prendre soin d'eux tout en évitant le sort qui risque de nous être réservé si nous n'entreprenons rien pour faire face à la situation.

C'est la raison pour laquelle j'ai décidé d'écrire ce livre - récit de la formidable vie que j'ai vécue aux côtés de ma merveilleuse épouse et guide élémentaire de ce qu'un conjoint aimant peut faire pour aider sa meilleure moitié tout en préservant sa propre existence.

Chapitre 1
Premiers signes

Paris, juillet 2014

Les scientifiques ont tendance à traiter les patients comme des objets lorsqu'ils décrivent la maladie. Or, l'Alzheimer, un drame émotionnel pour les aidants, se comprend mieux lorsque malade et conjoint sont considérés comme des sujets, des individus.

Près de trois ans avant le funeste diagnostic décrit plus haut, j'avais commencé à me demander s'il arrivait quelque chose à Cissie. Il n'y avait rien de spécifique. Bien sûr, nous prenions de l'âge mais elle me paraissait moins vive, voire un peu fragile de temps en temps. Je me persuadais que c'était simplement un effet de mon imagination. Je me persuadais que mon imagination me jouait des tours. Malgré cela, je n'arrivais pas à me défaire de cette idée.

Son groupe d'anciens de la Pan Am avait organisé une soirée le 14 juillet chez l'un d'entre eux pour admirer les feux d'artifice. Cissie avait noté le code d'entrée de l'immeuble et l'heure. La plupart des immeubles résidentiels parisiens ont un code sécurisé à l'entrée. Il arrivait souvent que l'on se trompe et cela s'était déjà produit à plusieurs reprises au cours des derniers mois. De plus en plus souvent, en fait.

En arrivant à l'adresse indiquée, Cissie me donna le code pour ouvrir la porte. Cela ne marcha pas. Nous décidâmes d'attendre qu'un autre invité apparaisse mais personne ne vint. Cissie appela un autre membre du groupe pour vérifier le code et l'heure où nous étions conviés. Elle me passa le téléphone. Nous avions une heure d'avance et Cissie avait interverti deux des quatre chiffres du code.

Plus tard dans la soirée, une femme m'assura qu'elle lui avait donné le bon code au téléphone mais qu'elle avait dû le répéter plusieurs fois avant que Cissie le comprenne et le note correctement. Elle était un peu agacée que Cissie ne l'ait pas écrit convenablement.

Nous partîmes en vacances cet été-là. Ce fut agréable mais Cissie n'était pas toujours dans son assiette. Elle souffrait de reflux acides qui la tracassaient parfois pendant un ou deux jours. Nous nous procurâmes des comprimés antiacides courants, y compris les variétés les plus fortes, puis d'autres délivrés sur ordonnance. Mais aucun ne la soulageait. C'était assez fréquent mais mon inquiétude ne fit que grandir.

Au fil de l'été puis de l'automne, Cissie semblait avoir de moins en moins d'énergie. Je mis cela sur le compte du vieillissement. Nous avions 71 ans alors, et les siestes comme les couchers de bonne heure faisaient désormais partie de nos vies. Pourtant, elle passait de plus en plus de temps au lit.

Un jour, elle me demanda un coup de main. Elle avait commencé à s'intéresser à la Bourse. Alors qu'elle travaillait à ses investissements, elle me posa la question suivante :

"J'ai acheté cette action 85$. Aujourd'hui, elle vaut 112$. Comment calculer le pourcentage de gain que j'ai acquis ?"

Je le lui expliquai. Elle me remercia et retourna à son bureau.

Cet épisode me perturba. Nous apprenons à calculer les pourcentages à un âge précoce. Une opération des plus simples.

Cissie était très bonne en maths à l'école mais elle avait oublié le b.a.-ba de l'arithmétique. Mon inquiétude s'accrut d'un cran. Mais une fois encore, je me dis que c'était l'âge.

Je commençais aussi à avoir des échos des rumeurs qui circulaient parmi les amies de son groupe de conversation féminine selon lesquelles Cissie se désintéressait de plus en plus de ces réunions hebdomadaires. Apparemment elle les interrompait régulièrement avec des commentaires sortis de nulle part et sans rapport aucun avec la discussion en cours. Elles pensaient que quelque chose ne tournait pas rond. Cissie, assez bavarde d'ordinaire, participait de moins en moins.

Cissie m'annonça qu'elle en avait assez de ce groupe. Les conversations l'ennuyaient. J'appris aussi par le bouche-à-oreille que la nouvelle amie qu'elle s'était faite depuis que nous avions emménagé dans un appartement temporaire se demandait si Cissie était dure d'oreille. Elle semblait se répéter et poser encore et encore la même question. Ce coup-là, j'étais vraiment inquiet mais pas encore alarmé.

Le réveil brutal eut lieu en mars 2015. J'avais pris ma retraite de l'Université américaine de Paris le semestre précédent et m'étais engagé à donner deux cours à l'American Business School à la rentrée. De ce fait, je passais beaucoup plus de temps à la maison. Il y a une vieille plaisanterie à propos du couple et de la retraite. La femme dit à son mari : "Je t'ai épousé pour le meilleur et pour le pire, mais pas pour le déjeuner." Cela ne plaisait pas à Cissie de m'avoir à la maison pendant la journée et franchement, je n'aimais pas beaucoup ça non plus. Nous devions nous y adapter l'un et l'autre.

Un matin, Cissie me demanda quand j'allais me remettre à enseigner.

"A l'automne, répondis-je.

□ Oh, super, s'exclama-t-elle avec enthousiasme. C'est dans quelques semaines.

□ J'ai dit : à l'automne".

Elle se retourna vers moi.

"Eh bien, on est en août, non ? Ça ne fait plus que quelques semaines".

Je me figeai.

"Chérie, nous sommes en mars.

□ Oh", fit-elle, un peu perplexe, avant de quitter la pièce.

J'étais franchement alarmé cette fois-ci.

En mai, nous invitâmes nos nouveaux amis américains, voisins de notre appartement temporaire, au Cercle suédois à un concert de jazz agrémenté d'un souper léger. Nous avions réservé une bonne table pour quatre, commandé du vin et nous conversions agréablement. A un moment, Cissie s'excusa pour aller aux toilettes. Pendant son absence, notre amie me dit : "Peter, j'adore Cissie. Je regrette tellement de ne pas l'avoir connue il y a vingt ans pour pouvoir profiter de son amitié plus longtemps. Nous avons décidé d'aller nous installer à Washington D.C., et nous aimerions beaucoup que vous en fassiez autant. Je veux Cissie près de moi parce que je souhaite prendre soin d'elle dans sa vieillesse."

Je la dévisageai et tout ce que je trouvai à dire, c'est "Je vous aime".

Le lendemain matin, j'appelai cette amie pour lui demander pourquoi elle avait dit cela la veille au soir. Je connaissais la réponse, bien sûr, mais je voulais l'entendre de sa bouche au cas où j'aurais mal compris.

"Cissie m'a apporté à déjeuner la semaine dernière quand j'avais la grippe, me répondit-elle. Elle était inhabituellement confuse. Elle m'a posé la même question trois fois en vingt minutes et m'a reparlé du livre qu'elle était en train de lire. Elle m'en parle chaque fois que nous nous voyons, comme si c'était la première fois. Nous avons déjà vu ça chez une autre amie et nous redoutons où cela peut mener. Je tiens à être là pour Cissie."

Après avoir raccroché, j'appelai mon médecin pour qu'il me recommande un neurologue. J'avais trop longtemps repoussé ce moment. Il était grand temps.

J'emmenai Cissie à notre premier rendez-vous chez un neurologue à l'Hôpital américain de Paris en septembre 2015. Elle m'accompagna sans faire d'histoires. Je pense qu'elle savait que quelque chose n'allait pas. En préambule, le médecin lui demanda quel jour, quelle semaine, quel mois, à quelle saison nous étions. Quand il eut fini, il déclara que Cissie souffrait d'une "légère déficience cognitive". Ce n'était pas grave, sans doute une question d'âge mais il prescrivit une IRM de l'hippocampe, la zone du cerveau qui joue un rôle central dans la mémoire.

Il prescrivit aussi une évaluation cognitive auprès d'un orthophoniste, ce spécialiste du langage procédant à des tests verbaux et de dessins à l'intention des neurologues. Là encore, Cissie se soumit à ces examens d'une heure et demie environ, sans rechigner. Elle a toujours aimé, et excellé, dans ce domaine. Mais pas cette fois-ci.

L'IRM fit apparaître une légère atrophie de l'hippocampe, ce qui peut être normal chez une personne de 72 ans. Tous les gens âgés ont des problèmes de mémoire. L'évaluation cognitive confirma une déficience modérée. Le neurologue souhaitait revoir Cissie dans un an.

En tête-à-tête, je lui demandai combien de temps il restait à Cissie s'il s'agissait bien d'un Alzheimer. Il me répondit que la maladie évoluait très lentement. Elle avait encore au moins quatre ans devant elle avant de devenir inapte, et les victimes d'Alzheimer avaient une espérance de vie d'environ sept ans une fois le diagnostic posé. Il me prévint qu'il n'y avait pas moyen de savoir de quoi Cissie souffrait vraiment à un stade aussi précoce. Un Alzheimer, me précisa-t-il, est très difficile à diagnostiquer, et chaque cas est particulier.

Nous rentrâmes à la maison et reprîmes le cours de nos vies. Cassie me posa quelques questions à propos de mon entretien en privé avec le neurologue, ce qui ne lui ressemblait pas.

Pour moi aussi, ce n'était que le début.

CHAPITRE 2

SUMMA CUM LAUDE (L'HISTOIRE DE CISSIE)

Cissie est née le 24 février 1943 à Göteborg, en Suède, sous le nom de Maj Sigrid Ekvall... et les dieux ont dû sourire. Elle ne ressemblait pas à Winston Churchill. Ce dernier, premier ministre anglais en ce temps-là, affirmait en effet, non sans raison, que tous les bébés lui ressemblaient, ces petits chérubins parfois difficiles à distinguer.

Et les dieux continuèrent à sourire parce qu'ils voyaient d'avance une petite fille exceptionnellement jolie et intelligente. Son grand-père maternel qui avait émigré en Suède depuis ce qui était alors l'Empire austro-hongrois l'avait surnommée Cissie d'après Sissie, la jeune impératrice du dix-neuvième siècle, mais il eut le bon goût de remplacer le "S" par un "C" pour éviter que ce soit trop kitsch. Ce surnom lui resta et Cissie était lancée.

Lorsque je fis sa connaissance trente-deux ans plus tard, elle avait tout de Grace Kelly ou d'Ingrid Thulin, l'une des ingénues d'Ingmar Bergman. Tous ceux qui la rencontraient s'émerveillaient.

"Où l'avez-vous dénichée ?"

Et après notre mariage : " C'est votre femme ?"

Les dieux me souriaient aussi, pour différentes raisons... mais j'anticipe.

Cissie grandit auprès de ses parents dans un pavillon de banlieue que son père avait construit, littéralement, avec l'aide d'un ami en

1935. Il avait acheté le tout sous forme de kit pour la somme de 5000$ et le bâtirent ensemble. Ça vous rappelle quelque chose ? Un autre Suédois lancerait IKEA quelques années plus tard.

Cissie eut une enfance heureuse, faisant ce que font les autres enfants de banlieue : de la bicyclette, jouer avec ses poupées, cajolant son chat, Pele, s'amusant avec ses camarades d'école et du quartier. Sa mère, excellente couturière, lui confectionnait beaucoup d'habits. Lorsqu'elles allaient en ville, Cissie chantait au bénéfice des passagers du tram qui l'applaudissaient quelquefois. Son père était cadre chez Volvo et possédait donc une voiture, ce qui était le cas de peu de Suédois en ce temps-là. Cissie était très fière de son père, et de sa voiture qui leur permettait de partir en excursions et en vacances.

Cissie était très bonne élève. Elle avait toujours les meilleures notes, et en grandissant, manifestait un esprit indépendant et volontaire. Quand elle décidait de faire quelque chose, elle s'y tenait. Si elle ne voulait pas faire quelque chose, elle s'en abstenait. Si elle aimait bien un autre élève, elle l'exprimait. Si quelqu'un ne lui revenait pas, idem. Elle n'hésitait jamais à faire connaître son point de vue, incitait les autres à débattre. Elle s'épanouissait en une beauté avisée, qui savait tenir sa place. Elle aimait ses amis, elle adorait s'amuser. Tout le monde l'appréciait et ses camarades comptaient beaucoup pour elle. Elle se développait admirablement tant sur le plan intellectuel que social. Les dieux souriaient.

Et puis, ils cessèrent de sourire.

Alors que Cissie avait douze ans, son père perdit son emploi et l'harmonie familiale se dissipa. Le stress et les récriminations étaient tels que ses parents ne tardèrent pas à divorcer dans des conditions pénibles. Sa mère fut contrainte de vendre la maison et de prendre un modeste appartement à Göteborg. Cissie dut changer d'école et se faire de nouveaux amis. Sa mère se remit au travail. Son père disparut du quotidien.

Le divorce n'a pas vraiment la réputation d'être propice aux enfants, et beaucoup disent que c'est particulièrement néfaste chez les jeunes adolescentes. Ce fut très dur pour Cissie, mais cela fit aussi d'elle une jeune fille forte, indépendante, aiguisant son esprit critique et la déterminant plus que jamais à exceller. Sa mère, consciente de ses atouts, l'encourageait à continuer à exceller en classe, à se méfier des "garçons" et à se fixer des objectifs ambitieux.

A 16 ans, Cissie rencontra le prince charmant à un bal de l'école. Elle dansait divinement, ce qui ne manqua pas d'attirer son regard. Il avait 24 ans et c'était le rejeton d'une des grandes familles de Göteborg. C'était aussi un gentleman.

A la fin de la soirée, en tendant sa carte de visite à Cissie, non sans solennité, il lui demanda quand était son anniversaire. Elle le lui dit et il ajouta : "Quand tu auras dix-huit ans, le 24 février, dans deux ans, j'appellerai pour t'inviter. D'ici là, grandis bien".

Cissie fut impressionnée mais elle ne put s'empêcher de se demander si ce beau prince ne se jouait pas d'elle. Pas du tout. Elle n'entendit plus parler de lui jusqu'à la date promise, mais le jour de son 18ème anniversaire, Sven l'appela pour la féliciter et l'invita à dîner. Elle accepta ; sa mère faillit avoir une attaque. La mère de Sven était une comtesse allemande et son père dirigeait une grosse entreprise.

Ils se virent pendant trois ans alors que Cissie faisait ses études universitaires. Elle sortit deuxième de sa promotion de la Gothenburg Handelshule (école de commerce). A présent, il lui fallait prendre une décision. Elle pouvait trouver un emploi localement et sans doute épouser Sven qui, à ce stade, avait hérité de l'entreprise familiale et d'une fortune considérable. Cela paraissait fabuleux mais il y avait un prix à payer : une vie à Göteborg. Or, elle voulait découvrir le monde, élargir ses horizons et n'avait guère envie de se marier si jeune.

Aussi résolut-elle de s'engager comme hôtesse de l'air chez SAS Airlines. Un job très prestigieux à l'époque. La compagnie était basée à Copenhague, et Cissie entreprit de parcourir le monde. Deux ans plus tard, elle entrait à la Pan Am, à New York. Pan Am était à son apogée en ce temps-là. On y était très bien payé, on voyageait littéralement dans le monde entier et les hôtesses de l'air étaient des rock stars.

C'est ainsi qu'en février 1967, Cissie fit ses adieux à la Scandinavie, à Göteborg et à Sven qui, entretemps, avait rencontré quelqu'un d'autre. Ils restèrent amis et Sven réapparaîtrait dans nos vies. Désormais pour Cissie, 24 ans, c'était la Big Apple, USA, et pour ainsi dire toute la planète. Maj Sigrid Ekvall avait déployé ses ailes, littéralement. Les dieux souriaient.

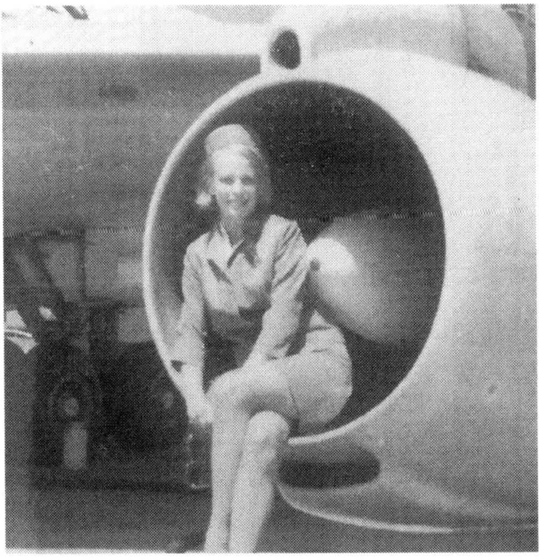

Essayer le nouveau moteur Jumbo 747

Aéroport de Paris Charles de Gaulle, janvier 2018

Cissie et moi nous installâmes à nos places. Je demandai un double bourbon.

Cissie me dévisagea.

"N'est-ce pas un peu beaucoup pour un vol matinal ?

□ Pas aujourd'hui, chérie."

Elle oubliait ce qu'elle m'avait fait subir. Comment pouvait-il en être autrement ? En 2018, elle était déjà la proie d'un Alzheimer.

Air France nous avait promus en classe affaires sur le vol Paris-Miami. Nous étions ravis, enchantés même. Mais alors Cissie se rappela miraculeusement qu'elle avait détesté notre vol retour de la Floride en classe affaires l'année précédente. J'avais pris cette option afin qu'elle se sente à l'aise lors du vol de nuit. Cela n'avait pas marché. Elle avait trouvé leur nouvelle configuration en mini-cabine trop isolante et son siège totalement inclinable, inconfortable.

Alors que nous approchions des contrôles, Cissie voulut savoir si nous aurions les mêmes places que l'année dernière. Je n'en avais pas la moindre idée et le lui dis. L'avion était un Airbus 380 à double pont. Nous franchissions le scanner et nos bagages à main étaient déjà passés quand elle m'annonça :

"Je ne pars pas. Tu peux y aller tout seul. Je rentre à la maison."

Elle refusait de faire un pas. Les gens dans la file d'attente derrière nous commençaient à s'impatienter. Je la suppliai, la cajolai. Peine perdue. Elle campait sur ses positions. En appeler à la logique et à la gêne occasionnée n'y fit rien. Nos valises étaient enregistrées ; nous avions passé le contrôle aux frontières et nos bagages à main étaient de l'autre côté du scanner. Sans compter que nous bloquions toujours la queue.

"Je ne pars pas, répéta-t-elle. Vas-y tout seul."

J'ai cru que j'allais avoir une attaque.

Pour finir, je lui dis :

"Bon, je vais aller changer nos places en classe Premium Economy au comptoir Air France.

— Tu promets ?

— Oui, c'est promis. Je te jure que nous allons récupérer nos sièges d'avant.

— D'accord, mais si on ne nous les redonne pas, je ne pars pas."

Nous passâmes le scanner en sens inverse et gagnâmes le salon d'attente. J'étais super stressé tandis que nous traversions la zone de départ. J'ai bien cru que j'allais perdre mes moyens. Cela dépassait de loin la frustration. Mais pas le temps de m'appesantir sur mon sort en plein drame. J'étais au bord de la panique. Mon cœur battait la chamade et j'avais les joues en feu. Ça ne pouvait plus durer. Je me sentais à deux doigts de l'hystérie.

Le type d'Air France à la réception me dévisagea d'un air incrédule.

"C'est la première fois que quelqu'un me demande de le déclasser. On vous a mis en classe affaires parce que vous avez un compte Flying Blue Platinium à vie. C'est notre manière de récompenser nos plus fidèles clients. La classe affaires est fantastique sur nos Airbus 380. Ce serait dommage que madame et vous n'en profitiez pas. Je vois que vos anciens sièges ont été réattribués. Il ne reste plus de place en Premium Economy. Je peux vous donner des places en classe économique tout au fond de l'appareil".

Je le priai de nous montrer la configuration de l'espace en classe affaires. C'était l'agencement traditionnel avec des sièges côte à côte. Les nôtres se trouvaient au milieu, entre les allées.

Je les montrai à Cissie. Elle fut rassurée et consentit à partir. Le type d'Air France paraissait soulagé. Je suis convaincu qu'il ne se doutait pas une seconde de ce que j'éprouvais, de mon embarras et de mon affolement. Et j'étais sur les rotules !

Je retournai au comptoir pour le remercier de son professionnalisme et de sa patience avant l'embarquement. Il me remercia à son tour en me laissant entendre, sur un ton tout à fait courtois, que j'avais une épouse "intéressante".

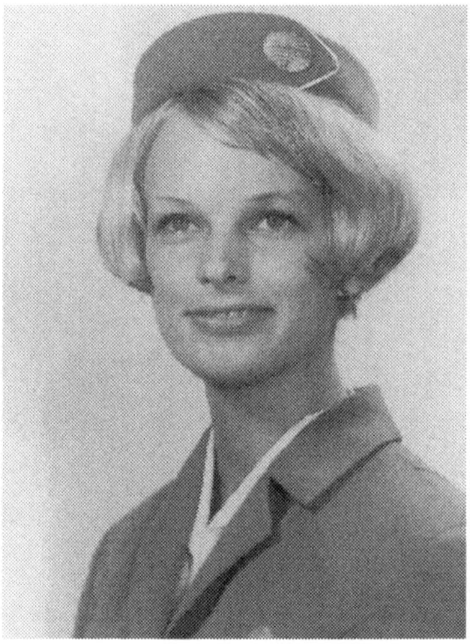

Cissie dans son uniforme panaméricain

New York, février 1967

Au cours de ses années à la Pan Am (1967-1977), Cissie visita les musées et les églises du monde entier, les grands sites culturels des cinq continents. Le jour, elle faisait du shopping dans les boutiques de mode, le soir, elle allait danser dans les discothèques les plus prisées. Elle aimait particulièrement le New Jimmy, à Paris, et les célèbres boîtes de nuit de Téhéran et de Beyrouth avant leur révolution et guerre civile.

Elle descendait dans des hôtels Intercontinental (propriétés de la Pan Am) et autres élégants établissements partout sur la planète. Elle faisait souvent des escales de deux ou trois jours, voire davantage, dans de merveilleux sites touristiques et visita le Cambodge et le Vietnam en temps de guerre. Elle eut un petit ami suisse à Bangkok, qui l'aida à choisir et expédier de magnifiques chaises thaïes à New York. Nous en avons toujours une. Grâce aux avantages offerts par la Pan Am, elle fit découvrir le monde à sa mère.

Elle adorait voyager et devint un véritable globetrotter.

Elle préférait officier en première classe plutôt qu'en classe économique. Les passagers étaient moins nombreux, plus distingués, plus élégants, et le service de restauration exceptionnel. "Nettement plus intéressant, disait-elle, que les plateaux-repas pour bétail", à l'arrière. Le nouveau Boeing 747 était son avion préféré.

Cissie avait toutes sortes d'histoires à raconter et elle aimait bien en échanger avec les autres anciennes hôtesses de l'air de son groupe à Paris. Notamment celle d'un fameux vol de nuit New York-Rome avec une escale à Paris. Un agent de voyage incroyablement grossier et désagréable qui voyageait gratuitement en première classe agaça tellement un autre passager que ce dernier se leva alors que Cissie servait le dessert, - une glace Jubilé -, s'empara d'un bol rempli de sauce à la cerise et en déversa le contenu sur la tête du type. Ça n'arrive pas tous les jours !

Cissie eut beaucoup d'aventures, de nombreux prétendants aussi mais elle était très difficile. Elle était de plus en plus belle et elle s'habillait admirablement bien, non pas parce qu'elle était riche, mais parce qu'elle faisait des économies ! Sa philosophie en matière de mode était la suivante : mieux valait avoir quelques vêtements de grande qualité plutôt que toute une kyrielle de tenues moyennes. Elle s'y tenait. Elle ne jugeait pas les hommes à l'aune de leur fortune ; elle appréciait ceux qu'elle trouvait intéressants, amusants et vraiment gentils. Elle s'est bien amusée !

Au bout de quelques années, le côté glamour se ternit. Cissie eut envie de nouvelles expériences. Elle posa sa candidature pour des emplois de bureau à Manhattan, dans le secteur de la banque principalement. Elle eut la désagréable surprise d'apprendre que les entreprises américaines ne reconnaissaient pas son diplôme universitaire suédois obtenu après trois et non pas quatre ans d'études. Personne ne se donna la peine de lui demander son diplôme de baccalauréat qui équivaut à une année supplémentaire par rapport à l'enseignement secondaire aux USA. C'est le cas aujourd'hui.

Elle retourna donc à la fac pour effectuer sa dernière année de licence. Elle suivait les cours à l'université Fordham de New York tout en continuant à voler à plein temps. Elle avait suffisamment d'ancienneté à ce stade pour avoir le loisir de choisir ses destinations favorites. Elle faisait littéralement la navette entre New York et Buenos Aires parce qu'elle pouvait programmer ces vols les soirs où elle n'avait pas cours ; ils duraient douze heures et elle était libre de réviser pendant des heures une fois les passagers endormis.

Cissie suivit seize cours de commerce distincts et obtint la note maximale à tous les examens. Elle fut diplômée une semaine avant notre mariage, avec la plus haute distinction académique consentie à un étudiant aux Etats-Unis : Summa cum laude.

Paris, Janvier 2019

Trois jours avant que Cissie n'entre à l'hôpital, je me rendis à un conseil d'administration histoire de m'échapper un peu. Son amie suédoise vint à la maison et prépara à dîner pour elles deux. Elles passèrent un bon moment à regarder la télévision ensemble. A mon retour je trouvai Cissie calme et souriante.

"Peter est le nouvel homme dans ma vie, dit-elle à son amie. J'ai tellement de chance d'avoir rencontré un homme aussi merveilleux à mon âge. Je suis si heureuse de cette rencontre." Après quoi elle ajouta : " Rien à voir avec cet abruti que j'ai épousé à New York."

CHAPITRE 3

MAD MAN (L'HISTOIRE DE PETER)

Je suis né à Washington D.C. le 9 mai 1943. En temps de guerre. Mon père, jeune officier naval, s'embarqua pour le Pacifique dix jours plus tard. Issu d'un milieu privilégié, il avait fait ses études à Yale. A la fin de la guerre, il faisait partie du staff du chef des opérations navales et se vit offrir un transfert dans la Marine et une promotion au rang de capitaine de corvette s'il acceptait d'en faire sa carrière. Il n'avait que vingt-six ans et adorait la Marine.

Contrairement à ma mère qui y mit le holà. Ce serait la Marine ou elle, pas les deux. Il la choisit, elle. Nous déménageâmes donc à New York où mon père entama une carrière dans l'édition. J'intégrai bientôt une école privée pour garçons, de même que mon frère cadet. Notre mère avait des habitudes typiques de la femme au foyer américaine de l'après-guerre, notamment celle de commander les provisions par téléphone et de se les faire livrer. (Cette commodité n'a guère duré mais elle a repris du service dans notre ère digitale.)

Du coup, comme nous habitions en appartement et compte tenu de ce temple de la commodité auquel ma mère était si attachée, à l'âge de dix ans, je croyais encore que Bird's Eye faisait pousser les légumes surgelés. J'étais fluet et n'aimais que le poulet frit et la glace au chocolat.

Et puis la vie changea. Mon père décrocha un poste d'éditeur au bureau parisien du New York Herald Tribune (tel qu'on l'appelait dans les années 50). Nous nous installâmes donc à Paris dans une maison en location à Garches, dans la banlieue. Le premier jour, ma mère nous emmena déjeuner dans un café en ville. A nous tous, nous ne connaissions que trois mots de français : bonjour, s'il vous plaît et merci. En conséquence, nous eûmes recours au langage des signes.

C'était un petit café modeste, envahi d'ouvriers couverts de poussière du chantier voisin. L'unique serveuse nous fit clairement comprendre, à grand renfort de gestes, qu'il n'y avait pas de carte et que nous avions le choix entre déjeuner ou ne pas déjeuner. Nous choisîmes la première option et au bout d'un certain temps, elle nous apporta des côtelettes de veau à la crème accompagnées de haricots verts et de pommes de terre sautées. A peine une bouchée engloutie, mon frère et moi nous exclamâmes à l'unisson : "C'est tellement bon, maman !" Dans mon souvenir, c'est de ce jour que date mon goût pour la bonne chère.

Nous restâmes deux ans en France, une expérience marquante pour un adolescent en herbe. J'adorais Paris, son architecture, son charme, son rythme. J'aimais aussi mon école située dans une Boulogne rurale avant de devenir une banlieue voisine de la capitale. Créée en 1946 à l'intention de la progéniture des expatriés du secteur privé comme mes parents, l'école américaine occupait le cadre de ce qui avait été une petite ferme avant la guerre et un baraquement de l'armée allemande durant l'occupation.

En France, j'ai été un enfant témoin de la guerre froide, de l'OTAN et du plan Marshall. Je m'intégrai à la société multinationale et multiculturelle que constituaient les expatriés dans leur pays d'accueil. J'envisageais d'étudier les relations internationales et l'analyse comparative des institutions gouvernementales à l'université de Yale en vue d'une carrière et d'une vie internationales. C'est à peu près ce qui s'est produit.

Si certains d'entre vous ont vu la série télévisée-événement datant d'il y a quelques années appelée Mad Men, vous sauriez de quoi je veux parler. Pour les autres, laissez-moi vous en faire un bref résumé. L'action se déroule dans le milieu de la publicité dans les années soixante. Le titre de cette série évoque Madison Avenue, siège et sobriquet de cette industrie, tout comme Wall Street incarne l'univers de la finance. Mad Men est essentiellement un soap opera pour adultes mais ce fut la première série qui illustrait le quotidien à une époque révolue plutôt que des événements historiques. C'était très innovant. Il y eut sept saisons.

Je fus un de ces "mad men" dans les années soixante. J'ai travaillé vingt-cinq ans à Madison Avenue. Pour ceux qui connaissent cette série, son nom en souligne l'attrait dramatique même si, en réalité, ce qualificatif n'était pas employé. Je connus une carrière florissante et je fus heureux à New York. A l'été 1975, à l'âge de 32 ans, je fis un choix décisif : passer mes étés dans les Hamptons.

Chapitre 4

Un homme et une femme

New York n'est guère plaisant en été. Ceux qui avaient les moyens de s'offrir une maison à la campagne en profitaient pour s'y réfugier le week-end. De nombreux jeunes actifs célibataires se retrouvaient dans des "maisons communautaires", dans les Hamptons. C'étaient d'immenses demeures au sein de vastes domaines qui dataient des années vingt, l'époque du Gatsby le magnifique de F. Scott Fitzgerald, et situées à l'est de Long Island avec ses plages fabuleuses. Les propriétaires n'avaient plus les moyens de les entretenir sans les louer à des yuppies pour partager les frais.

J'acquis une demie part dans une de ces résidences comportant dix chambres et gérée par des amis citadins. Cela signifiait que je pouvais y séjourner un week-end sur deux. Cissie se joignit à la même communauté, ayant pris la même décision fatidique que moi, la même année. Seulement, sa demie part tombait les week-ends où je n'y étais pas, si bien que nous aurions très bien pu ne jamais nous rencontrer. A la mi-juillet, pourtant, les dieux sourirent à nouveau. Ses horaires de vol l'obligèrent à échanger ses week-ends avec un autre membre, et nous nous retrouvâmes à la maison en même temps.

Vers le milieu de l'après-midi ce samedi-là, en revenant de la plage ou d'une partie de tennis, je fis ce que tout homme de 32 ans fait en pareil cas. Je me servis un cocktail, cueillis une chaise-longue que j'installai dans la piscine du côté peu profond et m'y installai avec de l'eau jusqu'au cou, en tenant haut mon verre. C'était une journée magnifique. Personne alentour. Soudain la porte latérale de la maison s'ouvrit et une blonde incroyablement belle en bikini blanc en dentelle fit son apparition. Après un regard, je me dis, laisse tomber – tu ne peux pas te le permettre. Une fille comme elle devait être invitée dans tous les clubs et meilleurs restaurants de NYC. Je n'étais pas à la hauteur, d'autant plus qu'à l'époque je roulais en Coccinelle.

Cissie s'approcha de la piscine, se demandant qui était cet idiot assis dans l'eau sur une chaise-longue.

"Bonjour, je m'appelle Cissie Ekvall. Qu'est-ce que vous faites ?

– Peter Barnet, ravi de faire votre connaissance, répondis-je. Je suis juste assis là à boire un cocktail pour me rafraîchir. Je suis conscient que ça a l'air un peu bizarre mais je ne le suis pas".

Nous bavardâmes un moment, le temps d'apprendre que Cissie était suédoise et hôtesse à la Pan Am. Elle revenait d'une escale à Saint Tropez où elle avait acheté son bikini. J'acquis la certitude qu'elle n'était pas dans mes moyens.

Je lui expliquai que j'étais chargé de clientèle dans une agence de publicité pour le compte de Procter & Gamble. Elle me demanda pour quelles marques nous faisions la réclame. Je lui répondis : les serviettes en papier *Bounty* et le papier toilette *White Cloud*.

"Du papier toilette, est-ce intéressant ?", répliqua-t-elle.

Et moi d'ajouter, en m'enfonçant un peu plus :

"En fait, c'est le plus doux du monde.

– Vous l'utilisez ?

– Tous les jours."

Sur ce je compris que je n'allais jamais pouvoir m'en sortir alors que Cissie sourit et partit.

Ce en quoi je me trompais. Et j'allais m'en rendre compte dès ce week-end.

Nous nous retrouvâmes dans l'équipe affectée à la préparation du dîner du samedi soir. Chaque membre de la communauté devait y prendre part une fois dans l'été. L'organisateur nous chargea, Cissie et moi, de faire les courses et nous donna une liste d'articles à acheter. On attendait trente personnes ce soir-là. Nous allâmes au supermarché ensemble et prîmes part aux préparatifs sans cesser de bavarder, faisant ainsi plus ample connaissance.

Cissie me demanda si je pouvais la raccompagner à New York le dimanche après-midi. Nous étions quatre dans la Coccinelle, Cissie étant assise à l'arrière, derrière moi. Nous continuâmes à discuter et lorsque je la déposai en bas de chez elle, je savais que mes premières impressions avaient été paranoïaques. Je pouvais parfaitement me la permettre avec mon salaire de jeune cadre.

Le coup de foudre frappa en septembre. C'était le dernier week-end et tous les membres de la maisonnée avaient prévu d'aller dans les Hamptons. Un terrible orage éclata en ville le vendredi à midi ; impossible de rouler jusque là-bas. J'appelai les autres en leur proposant une soirée dans mon nouvel appartement sur la 57ème rue, à Manhattan. Je passai l'après-midi à acheter des provisions et du vin. J'avais convoqué tout le monde à 19 heures, et en dépit du mauvais temps, ils répondirent presque tous à l'appel.

Cissie arriva à sept heures pile, une bonne vingtaine de minutes avant les autres. Sa ponctualité fut mon introduction à la culture suédoise. Les Suédois sont toujours à l'heure. Tout retard était considéré comme mal élevé, contrairement à ce qui se produisait aux USA où arriver à l'heure précise passait pour un manque de savoir-vivre. J'ouvris la porte. Je me souviens encore de ce moment.

Elle portait une robe de soirée estivale, vert pâle. Elle était d'une élégance à couper le souffle. Elle sourit en inclinant la tête d'une façon charmante :

"Bonsoir, Peter. Comme c'est gentil à toi d'organiser cette soirée. J'espère que je n'arrive pas trop tôt.

 Bien sûr que non", répondis-je, même s'il était évident que je n'étais pas tout à fait prêt.

Elle me proposa de préparer le bar. (C'était le premier appartement dont j'étais propriétaire ; j'avais converti la minuscule salle à manger en un bar agrémenté de trois tabourets. Je trouvais que ce serait plus sympa qu'une table avec des chaises.) Cissie l'enveloppa d'un regard un peu critique, me sembla-t-il.

Les autres arrivèrent, le vin coula à flot, la nourriture fut engloutie. Les conversations allaient bon train. Je jouai les hôtes, m'assurant que tous les verres étaient pleins. Tandis que je déambulai, je remarquai Cissie en grande conversation avec quelqu'un à l'autre bout de la pièce. Je surpris une remarque qu'elle fit.

"Il n'évolue pas dans la même sphère que Peter Barnet".

Mes antennes réagirent instantanément à ce signal que je gardai à l'esprit le restant de la soirée. Avais-je bien entendu ? Avait-elle vraiment dit ça ?

Les gens commencèrent à partir. La météo prévoyait un ciel dégagé pour le lendemain. Les autres voulaient partir de bonne heure pour le dernier week-end de la saison. Cissie et un autre homme furent les derniers à s'en aller. Un charmant célibataire endurci qui avait proposé de la raccompagner chez elle. Je leur dis au revoir alors qu'ils se dirigeaient vers l'entrée, puis j'arrêtai Cissie d'un geste.

"Ça t'ennuierait de m'aider à ranger", lui dis-je quand elle se retourna.

Elle sourit, remercia le garçon pour sa gentille proposition et revint dans l'appartement. Nous remîmes tout en ordre, puis nous installâmes sur le sofa pour boire un dernier verre. Il était tard, aux environs d'une heure du matin. Nous restâmes assis toute la nuit à parler et à tomber amoureux. Je la reconduisis chez elle à cinq heures du matin et nous nous mîmes d'accord pour que je passe la chercher à midi dans ma Coccinelle. Ce serait le premier et le dernier week-end en amoureux dans les Hamptons.

Nous étions désormais "un couple" et nous voyions chaque fois que nous étions tous les deux à New York entre ses vols sur la Pan Am et mes allers et retours hebdomadaires à Cincinnati pour mon travail.

Paris, avril 2018

Un homme et une femme de Claude Lelouche repassait dans le cinéma près de chez nous à Passy, à notre grande joie. On distribua aux spectateurs une brochure retraçant la genèse du film datant de 1966. Lelouche écrivit le scénario original en trois semaines après avoir observé un couple en train de marcher sur la plage de Deauville. C'est l'histoire de deux jeunes veufs ; l'homme dont l'épouse est décédée d'un cancer est coureur automobile ; la femme a perdu son mari, un brillant cascadeur tué lors d'un tournage. Ils ont chacun un enfant placé dans une pension à Deauville. Ils se rencontrent lors d'une visite auprès de leurs enfants qu'ils emmènent se promener sur la plage.

Ils sont toujours en deuil et tiraillés mais des liens commencent à se tisser entre eux. Leur histoire d'amour naissante les aide à reprendre goût à la vie. La bande son brésilienne est incroyable. Entre les promenades charmantes avec leurs enfants s'intercalent des flashbacks de cascades de film, des scènes de courses automobiles et la course effrénée de l'homme à travers la France au volant de sa

Mustang pour revoir la femme à Deauville et lui avouer son amour. Ce film a fait de Lelouche une star.

Nous allâmes à la séance de l'après-midi. Je lus la brochure à Cissie avant le début de la séance. Elle réagit à peine mais je savais qu'elle aimait cette histoire et la musique du film. Après tout, c'était notre film et notre musique. Nous nous tînmes par la main durant presque toute la séance et nous en parlâmes après coup. La maladie de Cissie n'affectait pas sa mémoire à long terme. Elle s'en rappelait et ce souvenir lui faisait plaisir. Nous passâmes tous les deux une bonne journée.

Les souvenirs de notre histoire d'amour, de notre jeunesse, de ma demande en mariage et de l'acceptation de Cissie, tout m'assaillit. Je savais bien que nous ne pourrions pas revivre ces jours heureux. Une sensation de perte irrémédiable m'envahit mais je continuai à faire bonne figure. Il était important d'entretenir ce sentiment d'une "bonne journée".

Je préparai le plat préféré de Cissie, du saumon avec des pommes de terre à l'aneth et ouvris une bonne bouteille de vin blanc. Après le repas, elle alla se coucher parce qu'elle avait raté sa sieste. Ce fut effectivement une bonne journée dans le monde rétrécissant de ma femme. A n'en point douter.

New York, novembre 1975

Par une fraîche après-midi de novembre 1975, un dimanche, nous regagnâmes mon appartement après avoir vu Un homme et une femme au cinéma Paris qui passait des films étrangers. Après avoir vu ce film français si romantique, je fis la seule chose qui me paraissait possible. Je demandai à Cissie de m'épouser. Elle me répondit "oui, mais pas maintenant.

"Pourquoi pas maintenant ?" bredouillai-je.

□ J'ai toujours pensé que les mariages devaient avoir lieu en juin quand il fait un temps radieux. Je veux donc me marier en juin quand ma mère sera là. Voilà pourquoi.

□ D'accord, je comprends, répondis-je et si l'attente ne me tue pas, c'est d'accord."

Nous étions presque à Noël. Cissie célébrait Noël le 24 au soir, selon la coutume suédoise, contrairement aux Américains qui fêtent l'évènement le 25. Elle vivait avec une autre hôtesse suédoise qui était fiancée pour sa part à un Grec très sympa qui travaillait dans un nightclub grec dans le West Side. (Il devait devenir par la suite un restaurateur de renom).

Les deux filles invitèrent leurs fiancés chez elles pour le traditionnel *Jule smorgasbord* suédois. C'était fantastique. Ce fut ma première expérience d'aquavit et de la coutume suédoise des toasts "cul sec". Oh mon Dieu ! Au fil des années, Cissie insisterait pour inviter famille et amis pour ce fameux *Jule Smorgasbord* pouvant comporter jusqu'à vingt plats qu'elle préparait tous en l'espace de trois jours avant le 24, à une exception près : j'étais chargée des boulettes de viande.

Le lendemain, jour de Noël, nous allâmes dîner chez mes parents et nous leur annonçâmes nos fiançailles. Deux journées inoubliables.

Dès lors Cissie s'installa chez moi. J'avais un lit *king size* mais il semble que nous étions rarement dedans en même temps. Je dormais la nuit et travaillais la journée. Cissie dormait la journée et travaillait la nuit. Les seules fois où je la voyais vêtue de son emblématique uniforme bleu clair de la Pan Am, c'était quand elle partait à l'aéroport ou en revenait. Dieu qu'elle était adorable.

Un jour où nous nous trouvions là en même temps, en rentrant du bureau, j'entendis des bruits et je vis des ombres dans la cuisine. Deux hommes de la régie de l'immeuble se démenaient pour faire sortir mon cher bar par la porte de derrière. Cissie, dans la cuisine, les guidait.

"Qu'est-ce que tu fais ? demandai-je en haussant le ton, plus par surprise que par colère.

□ Je déteste ce truc et il est dans un sale état", répondit-elle.

Ce en quoi elle n'avait pas tort. L'un des pieds était maintenu en place par un dictionnaire Petit Larousse.

Après une brève conversation, les deux hommes remirent le bar en place et s'en allèrent. Je servis un verre à Cissie et nous nous assîmes au bar. Le moment était délicat.

"C'est peut-être un truc culturel mais nous avons une expression en Amérique, commençai-je. La voici : 'Epouse un homme aujourd'hui et tu changeras ses habitudes demain'. N'est-ce pas un peu prématuré ? Je reconnais qu'il faut que ce bar s'en aille mais ne pourrais-tu me laisser le garder un peu plus longtemps ? Nous nous en débarrasserons lorsque nous referons la décoration."

Elle y consentit avec un sourire mais elle s'était bien fait comprendre. Les jours de mon bar étaient comptés.

Cissie se révélerait une remarquable décoratrice d'intérieur et hôtesse. Nos foyers successifs seraient une source de joie pour nous et d'admiration pour nos amis.

Paris, mai 2018

"Je sais que nous ne sommes que six mais tu ne penses pas que ce serait plus sympa au salon plutôt qu'à la salle à manger ? demandai-je.

□ Ça m'est égal. C'est toi qui décides.

□ Je pense qu'en dressant la table dans le salon, ce sera plus élégant et plus confortable. Ça donne un peu plus de travail, mais je trouve que c'est une bonne idée. Et ne t'inquiète pas. C'est moi qui fais la cuisine. Tu n'as rien à faire.

□ Tant mieux.

□ On servira des asperges en entrée et puis des coquelets accompagnés de pommes de terre à l'aneth. J'ai acheté du fromage et des tartes aux pommes pour le dessert. C'est plus simple.

□ C'est bien", fit-elle au bout d'un moment.

Cissie était réputée pour ses dîners parmi nos amis parisiens. Les grandes décisions à prendre concernaient la pièce où l'on dresserait la table et bien sûr, le menu. En règle générale, nous recevions jusqu'à six convives dans la salle à manger contiguë à la cuisine. Quand nous étions plus nombreux, nous installions la table dans le salon. Cette fois-là je pensai que le salon était plus approprié parce que la conversation serait dense. Nous étions tous intéressés par les actualités et certains même écrivaient des articles à ce sujet. Je m'étais dit qu'un cadre moins intime et plus "grandiose" conviendrait mieux aux discussions. Ainsi va la vie dans un "appartement de réception". A présent je devais planifier le menu et m'occuper de la cuisine.

Nos invités n'étaient pas encore au courant du problème grandissant de Cissie.

Peu l'auraient remarqué dans la mesure où la maladie se cache assez bien les premières années. Cissie conversait tout à fait bien mais elle parlait beaucoup moins que jadis. Mais cela ne signalait pas nécessairement autre chose que son humeur du moment aux yeux de la plupart de nos visiteurs.

Ce fut une soirée charmante. Les deux dames me félicitèrent de mes talents de cuisinier. "Tu l'as bien formé, Cissie", plaisantèrent-elles.

Tout le monde fit des commentaires sur l'élégance de l'appartement et le goût exquis de Cissie en matière de mobilier. Elle s'était montrée gracieuse bien que peu loquace. L'appartement, c'était tout Cissie. Maintenant les joies qu'il procurait lui échappaient peu à peu.

Riverside, juin 1976

Cissie et moi nous mariâmes par un beau jour de juin chez mes parents dans le Connecticut. Un pasteur luthérien officia la cérémonie. Il se trouva par hasard qu'il était suédois de deuxième génération. Il avait tenu à nous rencontrer quelques semaines avant les noces. Nous avions accepté de le retrouver dans son église un dimanche à Stamford, à une heure de train de New York. La veille au soir, nous étions sortis dans un nightclub avec la colocataire de Cissie et son fiancé, nous avions bu de l'ouzo et dansé sur les tables jusqu'à 4 heures du matin.

Le pasteur nous reçut après la messe du dimanche. Après un bref coup d'œil (nous n'étions pas beaux à voir !), il nous fit la morale sur les mauvaises habitudes de la jeunesse en matière d'alcool. Nous étions trop embrumés pour en débattre.

Nous avions décidé de nous marier à 16 heures 30 devant la cheminée de la maison avant de sortir sur la terrasse pour la réception et l'apéritif dinatoire. Nous avions une cinquantaine de convives. Traditionnellement, le pasteur et son épouse se joignent à la réception pour boire un verre de champagne avant de s'éclipser trente minutes ou une heure après. Nous avions loué un combo composé de trois musiciens. Trois heures après, le pasteur poursuivait ma mère autour de la piscine et sa femme dirigeait l'orchestre. Ils étaient tous les deux fort éméchés. Ça ne s'invente pas !

Un peu plus tard dans la soirée, je glissai sur les dalles avec mes chaussures neuves et me réceptionnai durement sur le côté de mon pied droit. Je sus tout de suite que je m'étais fait mal. Après le départ de nos invités, nous rentrâmes en ville dans ma Coccinelle. En arrivant à l'appartement, j'eus toutes les peines du monde à sortir de la voiture. Une fois à l'étage, Cissie m'installa sur le lit et retira ma chaussette. J'avais le pied noir.

"Je peux arranger ça", déclara-t-elle d'un ton assuré.

Elle alla à la cuisine et revint avec une bouteille de vinaigre, un torchon, le Sunday NY Times, une pelote de ficelle et une paire de ciseaux. Dix minutes plus tard, j'avais l'air d'un amputé dans un hôpital. J'étais allongé à plat dos avec tout cet attirail enveloppé et attaché autour de mon pied. Je ne pouvais plus bouger ... et j'avais atrocement mal. Ainsi se déroula notre nuit de noces ! Et nous partions le lendemain soir pour Nice en lune de miel ! Je me sentais parfaitement ridicule.

Cissie m'expliqua que c'était le remède de sa mère dans ce genre de circonstances. Je me sentais effectivement un peu mieux le matin venu, mais mon pied n'était pas beau à voir et je redoutais de m'être cassé la cheville.

Je réussis néanmoins à m'habiller et à me rendre aux urgences les plus proches, au Roosevelt Hospital. La veille avait eu lieu une grande parade annuelle à New York, dont les participants s'étaient visiblement déchaînés. On se serait cru en zone de guerre aux urgences.

Je me sentais lamentable assis là, la seule personne des lieux à ne pas avoir été blessée par quelqu'un d'autre. Soudain quelqu'un m'appela : "Barnet, amène tes fesses".

En levant les yeux, j'aperçus un camarade d'université que je n'avais pas revu depuis la remise de diplôme. C'était le médecin de garde ce matin-là. Nous échangeâmes des insultes bon enfant : Oui, j'avais toujours été un connard. N'empêche qu'il me sauva la mise. Une heure plus tard, je repartais avec un bandage élastique autour du pied (qui n'était pas cassé) et un certificat me permettant d'avoir un siège plus confortable sur le vol de la Pan Am. Cissie se levait quand je rentrai à la maison. Nous étions tous les deux soulagés.

En arrivant à Nice, nous nous rendîmes à Eze, une bourgade de montagnes nantie de panoramas époustouflants sur la Méditerranée. L'hôtel se situait tout en haut du village, à une centaine de marches au-dessus du parking d'entrée. Cissie grimpa en courant jusqu'à la réception, me laissant dans la voiture.

"Bonjour, je suis Cissie Ekvall, euh, Barnet, je voulais dire. Je viens de me marier à New York et nous sommes venus ici en lune de miel. Mon mari ne peut pas marcher. Pouvez-vous envoyer quelqu'un l'aider ? "

Au bout d'un moment, deux types avec une charrette descendirent à la voiture. Quand ils me virent, ils parurent soulagés. Ce n'était pas la première fois que ça leur arrivait, j'en suis sûr. Une jeune beauté venait d'épouser un Américain riche, plus âgé qu'elle, qui ne vivrait pas longtemps et lui laisserait une fortune. Peut-être même rendrait-il l'âme au lit à l'hôtel même. Ce n'était clairement pas le scénario que nous envisagions.

Nous eûmes une fabuleuse lune de miel. Au bout de quatre jours je pouvais danser et nous ne nous en privâmes pas, à Saint Tropez et ailleurs. La vie est parfois plus bizarre que la fiction.

Ça non plus ça ne s'invente pas !

La chanson de nos noces avait été "Un homme et une femme".

Chapitre 5

Munich

Nous entamâmes notre vie conjugale à New York fin juin. Cissie avait l'intention de continuer à voler encore quelque temps puis de se mettre à chercher un emploi dans une banque en septembre. Je repris mes navettes hebdomadaires entre New York et Cincinnati. Mais les dieux avaient d'autres plans.

Un beau matin, l'agence me demanda de la représenter dans le cadre d'une nouvelle joint-venture avec une agence locale à Munich. Nous y avions placé deux clients américains qui avaient besoin que l'on s'occupe d'eux. Cela faisait partie du processus de globalisation. Je devais être le premier Américain posté outre-Atlantique. Ils m'avaient choisi parce que je ne devais pas tarder à être réaffecté ; par ailleurs, ils savaient que j'avais passé une partie de mon enfance à l'étranger et que je venais d'épouser une Européenne qui parlait couramment l'allemand. Je correspondais parfaitement à leurs besoins.

Cissie adorait l'Allemagne et nous décidâmes de nous lancer. Elle demanda un congé à la Pan Am. Nous vécûmes deux ans à Munich et nous nous fîmes très bien à la vie internationale. Les expatriés étaient généreusement rémunérés en ce temps-là et nous avions un train de vie agréable. Nous achetâmes même une petite voiture de sports, une Triumph Spitfire, et notre premier chien, un Tsi Tzu. Cissie faisait tourner les têtes dans tout Munich au volant de la voiture de sports avec son petit chien. Elle l'avait baptisée Spitzy, et le chien Wuffy. "Cissie et Wuffy dans la Spitzy". Ça non plus ça ne s'invente pas !

Nous adorions Munich et profitâmes bien de la ville. L'un de nos endroits préférés était le restaurant Haxn Bauer dont la spécialité était le rôti de porc bavarois cuit à la broche. Frau Bauer était une sexagénaire enrobée et joviale qui accueillait ses clients avec chaleur. Nous y allions au moins une fois par semaine avec Wuffy. Au bout d'un an environ et après cinquante-deux swinehaxns, Frau Bauer nous reçut un soir avec un grand sourire. Le chef se tenait près d'elle, tout aussi souriant.

Elle nous annonça que c'était une occasion spéciale. Notre fidélité nous avait valu un stamtisch – une faveur réservée aux clients réguliers. Un honneur. Elle nous désigna une très bonne table, après quoi elle remit à Cissie une médaille en argent, "l'ordre de l'Haxn" qu'elle épingla à sa robe. Ensuite elle sortit de son tablier un os de porc qu'elle tendit à Wuffy. Ce sont les petits moments comme celui-là qui ajoutent du charme à la vie. Nous ne l'avons jamais oublié.

Nous regagnâmes les Etats-Unis, pleins de souvenirs et d'aventures avec Wuffy dans la Spitzy. Nous avions visité la Bavière, l'Autriche, l'Italie, jusqu'à Venise dans notre petite voiture. Mes affaires m'avaient conduit à Berlin, Francfort, Düsseldorf, Paris et Londres. Cissie m'accompagnait souvent ; elle me fit découvrir la Suède et le Danemark. A Göteborg, je fis la connaissance de son ancien petit ami, marié et sur le point d'être papa. Nous devînmes amis. La mère de Cissie passait beaucoup de temps avec nous ; elle était tout à fait la bienvenue. Elle parlait suffisamment anglais pour communiquer avec moi. Nous devînmes proches.

Cissie démissionna de la Pan Am au printemps 1977. La compagnie l'avait sollicitée entretemps mais voler depuis New York alors que nous demeurions à Munich n'avait aucun sens. En outre, elle avait décroché un poste dans les études de marché chez Timex Watches qu'elle aimait beaucoup.

Il y avait une autre raison à cela. Un an après notre mariage, Cissie avait commencé à souffrir d'arthrite rhumatoïde. Il n'y a rien de pire que la vie d'hôtesse de l'air avec ces constants changements d'altitude, de pression, outre le port de plateaux lourds, etc. C'en était bel et bien fini de sa carrière d'hôtesse de l'air.

Je suppose que les dieux aiment à rééquilibrer les choses. Si ça se passe trop bien, il faut contrebalancer. C'était un coup dur. L'arthrite rhumatoïde s'attaque principalement aux femmes. La maladie apparaît au début de la trentaine pour disparaître souvent à la soixantaine. Entretemps elle provoque de graves lésions articulaires très douloureuses. Il en fut ainsi pour Cissie. Ce mal l'empêchait désormais de faire du ski et de jouer au tennis. Ses mains enflaient chaque fois qu'elle les soumettait à trop d'effort. Elle adorait jardiner mais le jardinage ne le lui rendait pas. Son arthrite disparut quand elle atteignit soixante-trois ans. A ce stade, ses mains s'apparentaient à des griffes. Les articulations de ses doigts étaient anéanties.

Cissie prit cela avec stoïcisme. Elle supporta la douleur, déterminée à mener une vie normale. Ce n'était pas facile et cela l'accablait parfois. J'admirais son courage et, sur le conseil de notre médecin, je l'encourageais à persévérer.

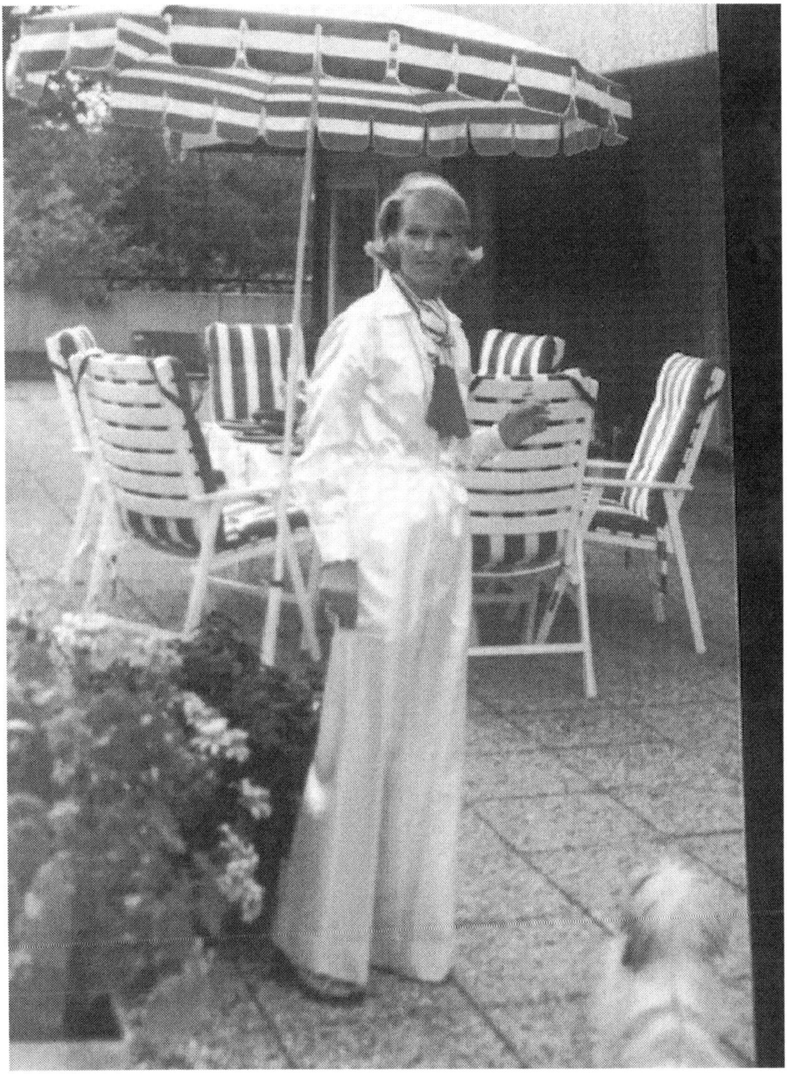

Cissie sur notre terrasse à Munich, 1977

CHAPITRE 6

LES ANNÉES BIG APPLE

Depuis notre retour en juin 1978 et jusqu’à l’été 1992, nous vécûmes à Manhattan, sur la 57e Street Est. Cissie travaillait chez Kosta Boda, une société de verrerie scandinave, et je continuai à l’agence, voyageant aussi bien aux Etats-Unis qu’à l’étranger.

En 1979, nous nous fîmes construire une petite maison de campagne dans les Hamptons, non loin de notre ancienne résidence d’été communautaire, et en septembre 1980, notre fils, Christopher, vit le jour.

En 1982, je quittai l'agence pour en intégrer une autre avec un excellent poste.

Cissie mit à profit l’intérêt qu'elle portait depuis longtemps à l'art chinois (qui avait débuté à Bangkok) en travaillant deux jours par semaine chez Christie's, dans le département “oriental”. Elle avait renoncé à une activité à plein temps depuis la naissance de notre fils.

Le premier jour, elle m’appela au bureau vers midi.

“Peter, je viens de voir un “charger” chinois. C’est un objet fabuleux. Il a été vendu à un marchand mais on nous l’a retourné. Le prix de réserve n’est que de 1500$. Ils se disputent pour savoir s’il date du dix-neuvième siècle ou s’il s’agit d’un Ming. Je pense que c’est un Ming. Mon patron est disposé à me le céder au prix de réserve. J’ai envie de l’acheter. Il est magnifique et c’est une occasion incroyable. Tu vas l’adorer. Qu’en penses-tu ?

□ Qu’est-ce que c’est qu’un charger ?

□ C'est un grand bol. Il est bleu et blanc et présente un motif d'aigle à deux têtes. Je suis certaine qu'il date de la Dynastie Ming.

□ C'est quoi exactement, la Dynastie Ming ? m'enquis-je.

□ Fin quinzième jusqu'au dix-huitième siècle, me répondit-elle du tac au tac. Je suis convaincue que c'est un Ming.

□ Cissie, dis-je. Christie's te paie 15$ par jour et ce bol coûte 1500$. C'est ta première journée. Je ne peux pas travailler assez dur pour suivre le rythme si tu nous fais ce coup-là tous les jours. Nous serons obligés de vendre l'appartement."

Après un long silence, elle reprit d'un ton grave :

"Peter, je sais que c'est un Ming. Et si j'ai raison, il vaut une fortune. Je l'adore ! Je vais l'acheter avec mon propre argent."

Ce qu'elle fit, et ce en quoi elle avait raison. C'était un Ming. Magnifique !

Cissie était appelée à devenir une experte en porcelaine chinoise et faisait des achats très judicieux quand elle voyait des objets de valeur que Christie's même n'avait pas repérés. Elle reprit des études à l'Université de Columbia et obtint une maîtrise en art chinois. L'étudiante d'excellence était de retour ! Elle fit des recherches approfondies sur le fameux bol qui fut son sujet de thèse.

Son cher charger, originaire de Macao, datait de 1530. Il faisait partie d'un service d'autel utilisé par les moines du monastère de Saint Augustin. Le motif de l'aigle à deux têtes qu'elle pensait pouvoir lier aux armoiries des Romanov était en réalité celui d'un ordre portugais de Saint Augustin, qui avait établi sa mission à Macao à la fin du quinzième siècle. Cissie correspondit avec le chef dudit ordre au Portugal afin de confirmer l'authenticité du bol, et un marchand londonien très réputé confirma que c'était un objet authentique et rare. Il valait "une fortune".

En 1983, nous achetâmes un appartement plus grand dans le même immeuble de la 57 Street. Cissie refusa l'aide d'une amie de ma mère pour la décoration et s'en chargea elle-même de bout en bout. Elle avait un talent remarquable et un grand sens du style. Elle sut mélanger avec goût des pièces chinoises, japonaises, modern italiens et mobilier français du dix-huitième. Suivant la philosophie qu'elle appliquait à ses tenues vestimentaires, elle préférait quelques articles de qualité plutôt que tout un bric-à-brac. L'appartement était spectaculaire. Le bar avait disparu depuis belle lurette et ne nous manquait pas !

Pendant les années qui suivirent, notre mode de vie prospéra. Nous profitions de la ville en semaine et passions nos week-ends dans les Hamptons. Cissie y séjournait tout l'été avec Chris qui allait au centre aéré la journée. Je les rejoignais les week-ends et pendant mes vacances. J'avais acheté un bateau de pêche, mais me révélai un piètre pêcheur. Chris et un de ses petits copains étaient tout excités au début à l'idée d'attraper un poisson mais vers six ans, ils perdirent tout intérêt. Ce qui démontre assez bien mes talents en la matière.

La vie sociale dans les Hamptons tournait autour de dîners. Cissie et moi en organisâmes plus d'un. Elle était désormais une cuisinière hors pair. Nous alternions menus élaborés et barbecues.

Paris, novembre 2018

En partant à mon groupe de lecture, j'informai Cissie que je serais de retour à 19 heures pour préparer le dîner. Je savais qu'elle ferait la sieste entretemps. A mon retour je la trouvai dans la cuisine.

"Je veux te faire à dîner ce soir, Peter, dit-elle. C'est presque prêt.

□ Comme c'est gentil à toi ! répondis-je. Laisse-moi te prendre dans mes bras."

Elle me décocha un grand sourire mais en mon for intérieur, j'étais horrifié. La queue d'une grande poêle à frire dépassait de la porte ouverte du four allumé au maximum. Les légumes étaient dans une casserole sur la cuisinière, dans leur emballage. Cinq minutes plus tard, cela aurait été la catastrophe. Mais je la remerciai avec effusion.

En y repensant, je pense que ce fut l'un des moments les plus tristes au cours du déclin de Cissie.

West Hampton, août 1982

Cissie avait décidé de préparer du canard laqué pour douze personnes. C'était la première fois qu'elle se lançait dans pareille entreprise. Elle acheta trois canards de Long Island (célèbres avant que les élevages de canards de la région cèdent le pas à des résidences secondaires). Pour que la peau soit parfaite, elle les pendit à la cave pendant une journée avec un sèche-cheveux orienté sur eux, puis sous trois lampes de terrasse à l'extérieur. Quiconque serait passé par là aurait pu s'imaginer que ces volatiles avaient été exécutés et accrochés là en guise d'avertissement pour leurs congénères. Nous nous régalâmes !

En 1989, je changeai une fois de plus d'agence et commençai à faire la navette avec Los Angeles.

Je partais rarement à l'étranger hormis pour les vacances et les visites chez la mère de Cissie à Göteborg. Chris aimait beaucoup y aller parce qu'il y avait un grand parc d'attraction à proximité de chez elle et il adorait sa grand-mère.

En 1990, les dieux se firent espiègles. Ma nouvelle agence me demanda de m'installer à Los Angeles. Mon client était basé là-bas et les voyages transcontinentaux n'avaient guère de sens pour diverses raisons. Dans le même temps, un client de mon ancienne société avec qui j'avais travaillé à Munich offrait de nouvelles perspectives commerciales à ma nouvelle agence. Ils me proposèrent de choisir entre Los Angeles ou rester à New York pour pitcher le nouveau projet et le diriger si nous l'emportions. Cissie et moi optâmes pour la deuxième solution, une décision qui devait changer le cours de nos existences.

Nous savons tous qu'il peut y avoir des tournants dans la vie et que c'est généralement le cas. Il est vrai aussi que nous ne nous en rendons rarement compte sur le moment. Si nous avions décidé d'aller à Los Angeles, le reste de notre histoire aurait été tout différent. Mais nous restâmes à New York, je décrochai ce client, et deux ans plus tard, nous déménagions à Paris avec lui. Vingt-huit ans plus tard, nous y sommes toujours.

CHAPITRE 7
LE VÉSINET

Paris, juillet 1992

Nous louâmes une maison au Vésinet, dans la banlieue de Paris, un endroit magnifique juste en-dessous de Saint Germain-en-Laye dont le château royal avait été la résidence d'été des rois de France jusqu'au moment où Louis XIV décida de bâtir une demeure bien plus grandiose, Versailles.

Notre demeure datait des années 1860. Le Vésinet avait été séparé du parc de Saint Germain-en-Laye lorsque la première voie ferrée relia la capitale à St. Germain. Une décision prise par Napoléon III, faisant du Vésinet un cadre campagnard pour les villégiatures de ses amis de la cour et de la bourgeoisie. Il avait fait construire des canaux et des parcs offrant la perspective de magnifiques promenades dans la nature et les demeures bâties en ce temps-là, comme la nôtre, étaient charmantes, avec beaucoup de cachet. Le Vésinet n'est qu'à vingt minutes de Paris par les moyens de transport actuels. Cissie et moi avions l'impression d'avoir atterri au paradis.

Chris allait à l'école en bicyclette. Il deviendrait bilingue. J'allais travailler à Paris en train. Cissie fit la connaissance de voisins et d'autres familles d'expatriés qui avaient élu domicile au Vésinet. Y compris quelques Suédoises mariées à des Français. Nous étions tous les deux tombés amoureux des lieux et nous fîmes rapidement des amis.

Un couple de Français qui habitait derrière chez nous dans le parc vint nous rendre visite un soir. Ils nous demandèrent si nous connaissions l'histoire de notre maison. Il y avait deux chambres à l'étage : une grande chambre à coucher avec un boudoir, une marche plus haut, où se trouvait une baignoire entourée de peintures du dix-neuvième siècle représentant des chérubins en train de folâtrer. D'autres peintures ornaient l'espace au-dessus des portes partout dans la maison.

Cissie et moi trouvions cela si charmant, nous en avions conclu que c'était ainsi que certains Français vivaient dans les années 1860, avec une baignoire dans leur chambre à coucher. Après tout, la plomberie était une invention récente, réservée à des privilégiés. Nous avions tort.

Nos voisins nous annoncèrent que nous occupions ce qui avait été à l'origine "une maison de cocotte".

Nous n'avions pas l'air de comprendre, aussi nous expliquèrent-ils qu'il s'agissait d'une demeure construite par un homme riche pour sa maîtresse. Il avait une résidence principale en ville où vivaient sa femme et ses enfants et une maison de campagne pour sa maîtresse. D'où les chérubins s'ébattant autour de la baignoire et au-dessus des portes. J'en conclus que l'autre chambre à coucher plus petite était pour lui quand sa maîtresse lui faisait la tête et l'y exilait. Je trouvais ça très cool.

Cissie se chargea du déménagement des meubles de notre appartement new-yorkais. Nous installâmes une cuisine IKEA. Cissie fit poser du papier peint dans la salle à manger qui donnait sur le jardin et la pièce du petit déjeuner attenante à la cuisine. C'était sublime. La propriété s'ornait d'un énorme hêtre qui trônait au centre et d'un magnifique épicéa au bord de l'allée. Des haies entouraient le jardin face au parc d'un côté de la maison. Une simple clôture en métal bordant l'autre côté le long de l'allée qui séparait notre propriété de celle du voisin. On entrait par un solide portail métallique.

J'avais appris de bonne heure au cours de notre vie conjugale qu'il était inutile de dire à Cissie quoi faire. (Vous vous souvenez du bar ?) Son esprit d'indépendance était un atout mais de temps en temps, cela pouvait lui causer des ennuis.

En novembre 1992, on nous livra la nouvelle voiture de fonction. Une BMW série 5, très chic. Nous étions tous excités, Cissie et moi. (Tout nous mettait dans cet état cette année-là). Ce jour-là, Cissie était à Göteborg auprès de sa mère, alors âgée de quatre-vingt-cinq ans, qui faiblissait. Elle devait rentrer le lendemain matin et je partais à l'aube pour un aller et retour dans la journée dans les Midlands britanniques.

Chris et moi allâmes chercher la nouvelle voiture chez le concessionnaire BMW à son retour de l'école. Elle était équipée d'un système de sécurité enfants électronique dont j'ignorais l'existence jusque-là et qui me parut un peu complexe. Je montrai à Chris comment cela fonctionnait. Je déposai les deux jeux de clés dans la chambre et appelai Cissie pour lui dire que la voiture était arrivée en la priant de ne pas la conduire jusqu'à mon retour, ou pas avant que Chris lui ait montré comment marchait le système de fermeture des portières. Il serait de retour à 16 h. Quant à moi, je rentrerai tard.

Le lendemain, notre réunion dans les Midlands s'acheva de bonne heure. Mes deux collègues et moi nous rendîmes à l'aéroport pour prendre un vol plus tôt. Je conduisais. L'un d'entre nous possédait un des premiers modèles de téléphones portables. Je lui demandai si je pouvais m'en servir pour informer ma femme que je serais rentré pour le dîner en définitive.

J'appelai à la maison. Un Français me répondit.

"Qui êtes-vous ? demandai-je.
– Je suis votre voisin.
– Où êtes-vous ? ajoutai-je.
– Dans votre chambre."

En entendant cet échange, mes collègues s'esclaffèrent.
"Qu'est-ce que vous faites dans ma chambre ?
– Je cherche vos clés de voiture. Votre épouse est enfermée dans votre nouveau véhicule. Elle m'a prié de venir chercher le double de clé."

A ce stade, mes deux acolytes étaient morts de rire.

Je lui demandai depuis combien de temps ma femme était coincée dans la voiture. Un bout de temps, apparemment. Il était rentré déjeuner chez lui aux environs de midi. Elle était déjà dans la voiture. Bien qu'il ne l'eût jamais rencontré auparavant, elle lui avait fait des grands signes, auxquels il avait répondu, trouvant cela sympathique de sa part. Seulement, lorsqu'il était ressorti à 14 heures, elle était toujours là et s'était mise à agiter frénétiquement la main. Il lui avait semblé qu'elle criait aussi. Il comprit alors que quelque chose n'allait pas. Aussi escalada-t-il la clôture métallique pour essayer d'ouvrir la portière. Il l'entendait encore à cet instant. Il était en train d'explorer notre chambre à la recherche de la clé de rechange quand j'avais téléphoné. Mes collègues étaient écroulés de rire à ce stade, et pour être franc, moi aussi. Le voisin trouva les clés et libéra Cissie de la BMW. Elle n'avait pas trouvé ça drôle du tout, ce qui peut se comprendre.

A mon retour à la maison, Cissie me donna sa version de l'histoire.

"Arrête de rire ! Ce n'est pas drôle ! Seigneur, quelle journée ! Je suis rentrée vers onze heures et, en franchissant le portail, j'ai découvert la BMW, toute neuve, bleu marine avec un intérieur cuir marron. Tellement élégante ! Je n'arrivais pas à croire que nous avions une BM. Je suis montée défaire mes bagages ; là, j'ai vu les deux clés posées sur le bureau. Après quoi, je suis descendue dans la cuisine me faire le déjeuner. Je jetai un nouveau coup d'œil à la voiture. Je n'arrivais pas à me concentrer sur mes préparatifs. Je suis sortie dans le jardin et je l'ai inspectée en me disant : 'Chris ne sera pas de retour avant trois heures. Je n'ose pas la conduire mais je ne vois pas ce qui m'empêcherait de m'y asseoir un moment. Je suis remontée chercher la clé, j'ai déverrouillé la BM (c'est tellement excitant une BM !) et je suis montée à bord. J'adore l'odeur du cuir neuf.

Au bout de quelques minutes, je me suis dit que ça ne pouvait pas faire de mal de démarrer le moteur, sans passer les vitesses. J'ai donc mis le contact et laissé le moteur tourner un instant, tu vois, juste pour me familiariser. Au moment où j'ai arrêté le moteur, les portières et les vitres se sont brusquement fermées et bloquées. Impossible d'ouvrir la portière.

Arrête de rire ! Ce n'est pas drôle. Je suis restée enfermée là-dedans pendant des heures. Heureusement que ce gentil voisin a fini par comprendre. Il m'a libérée. J'aurais pu rester coincée jusqu'au retour de Chris ! Vraiment pas drôle !"

Bien sûr, elle ne trouvait pas ça drôle, mais nous si.

Le lendemain matin, un samedi, j'ai aperçu le voisin en question dans son jardin. Je me suis approché de la clôture pour me présenter et le remercier d'avoir sauvé ma femme. Lui aussi s'en amusait. Nous bavardâmes un moment en échangeant des blagues au sujet de nos épouses, dans la bonne humeur. Il trouvait l'aventure de Cissie incroyable.

Quinze jours plus tard, en rentrant des courses, au moment où Cissie voulut ouvrir le portail (qui n'avait pas de commande à distance), elle se rendit compte qu'elle n'avait pas pris la clé.

Impossible d'entrer avant que Chris revienne de l'école avec sa clé. Elle résolut de passer par-dessus le portail qui était assez haut.

Elle remonta dans la BM et colla l'avant contre le portail dans le but de grimper sur le capot et d'escalader. Alors qu'elle avait déjà passé une jambe par-dessus, elle se figea. On aurait dit une girouette. Comme elle était juchée là, pas très rassurée, le même voisin sortait de chez lui au volant de sa voiture en compagnie de sa femme. Ils passèrent au ralenti devant chez nous et bouche bée, dévisagèrent Cissie, perchée là-haut. J'imagine qu'après cela, lorsqu'ils sortaient dîner, ils devaient parler à leurs amis de la Suédoise dérangée qui habitait à côté de chez eux. Là encore, ça ne s'invente pas.

Cissie parvint à enjamber le portail. La maison était ouverte. Elle récupéra les clés et ouvrit le portail mais ne tenta plus jamais l'opération.

Si je raconte cette histoire, ce n'est pas pour me moquer d'elle mais pour illustrer l'esprit d'aventure de ma splendide et brillante épouse. Personne ne l'a jamais trouvée ennuyeuse. Bien au contraire.

CHAPITRE 8

L'ÉCOLE DE CUISINE RITZ ESCOFFIER

En 1994, les dieux devinrent mauvais. Cela arrive quelquefois.

Des difficultés d'affaires nous contraignirent à quitter notre chère maison de cocotte au Vésinet. Nous retournâmes aux Etats-Unis. Chris s'en alla dans un pensionnat réputé dans le Massachusetts, doté de sa propre petite montagne et d'une équipe de ski. Il savait skier depuis l'âge de deux ans. Il s'intégra à l'équipe.

Sur les pistes trois heures par jour pendant les mois d'hiver, il devint un skieur chevronné.

Je travaillais pour une multinationale mexicaine concurrente de mon employeur parisien. Je voyageais beaucoup, aux Etats-Unis et en Amérique latine.

Cissie décida de retourner en France pour réaliser une autre de ses ambitions. Elle s'inscrivit dans un cours de cuisine de trois mois à la célèbre école de cuisine Ritz Escoffier, située dans l'hôtel Ritz même, place Vendôme. Elle loua un studio meublé à Montmartre, juste au-dessous du Sacré Cœur. Charmant et bon marché mais à un petit bout de chemin du Ritz en métro. Elle devait rentrer en Amérique juste avant Noël.

Escoffier attirait parfois des gens plus âgés, désireux d'améliorer leurs talents culinaires en guise de passe-temps. Cependant, l'école avait principalement pour vocation d'offrir une formation professionnelle à des jeunes qui se destinaient à la carrière de restaurateurs, de traiteurs, etc.

On a beaucoup écrit sur la tyrannie qui règne dans les cuisines des grands chefs. C'est une profession créative, disciplinée, aux normes perfectionnistes. Leur succès en dépend. L'école Ritz formait les futurs chefs des plus grands restaurants. En conséquence, les professeurs de l'établissement s'apparentaient aux sergents instructeurs de l'élite militaire.

Cissie se sentit un peu dépassée au début, mais les élèves d'excellence se donnent du mal et elle était déterminée à se surpasser. Certains de ses camarades étaient des gens intéressants, notamment une jeune femme capitaine de l'Armée israélienne qui, après les combats, se préparait à une carrière de cuisinière professionnelle.

Ainsi qu'une cantatrice américaine venue là prendre du bon temps. Deux mois après le début des cours, elle engagea les autres élèves à parier sur le fait qu'elle était capable d'atteindre une note vocale assez haute pour faire s'effondrer un soufflé tout juste sorti du four. C'était le cas, et chaque fois qu'elle en avait assez du sérieux des professeurs, elle se lançait dans une campagne de démolition de soufflés dans la cuisine en sous-sol. En entendant ses arias, les clients attablés dans l'élégante salle à manger du Ritz à l'étage au-dessus devaient se demander ce qui se passait.

Ça ne s'invente pas.

Plusieurs veuves âgées habitaient dans l'immeuble de Cissie qui n'avait pas d'ascenseur. Cissie apprit à les connaître un peu et leur apportait des pâtisseries confectionnées en cours. Elle leur précisait quand cela aurait lieu. Elles se réunissaient alors pour prendre le café dans un des appartements en attendant que Cissie arrive avec ses délices. Elle devait monter le tout au troisième ou quatrième étage et on l'accueillait toujours avec des sourires gourmands. Ainsi devint-elle une voisine fort appréciée de ces dames.

Vers la fin des cours, elle dut apprendre à débiter la viande et à préparer des filets de poisson pour toute une gamme de plats. Certains exercices de ce style devaient se faire à la maison. Son boucher local dut la trouver intéressante. Un soir il lui fallut apprêter et cuisiner un carré de veau. Le boucher lui demanda combien de côtelettes elle voulait, elle répondit "six".

"Vous avez de nombreux invités ce soir, remarqua-t-il.

□ Non, c'est juste pour moi."

Il n'en revenait pas.

Cissie décrocha son diplôme en décembre. L'ultime examen exigeait la préparation d'un menu composé de trois plats, conçu par l'école, à présenter à un jury chargé de goûter et d'évaluer chaque plat. Il fallait réussir aux trois pour obtenir le diplôme. Cissie avait un trac affreux mais renouvela son exploit d'élève d'excellence.

A son retour, Cissie nous rejoignit dans les Hamptons. Chris était rentré du pensionnat. Nous étions tout contents de la voir. Je lui demandai ce qu'elle comptait nous préparer pour le repas de Noël au vu de tout ce qu'elle avait appris.

Sa réponse fut :

"Rien. A toi de faire la cuisine. Je n'en peux plus. Je crois bien que je vais y renoncer."

Nous n'en revenions pas, Chris et moi.

"Allez, maman, l'encouragea-t-il. Il faut absolument que tu prépares le repas de Noël. Si on faisait le smorgasbord?

□ C'est beaucoup trop de travail, répondit-elle.

□ Que veux-tu dire ? renchéris-je. Tu plaisantes ! Tu comptes arrêter de cuisiner après trois mois de cours chez Escoffier ? Tu sais combien ça a coûté ? Tu n'es pas sérieuse.

Sérieuse, elle l'était. Jusqu'à un certain point. Plus tard elle revint sur sa décision, estimant que ce n'était pas juste pour ses hommes. Nous fûmes soulagés.

Chapitre 9

Exil, 1995, et Evasion

Notre vie de famille connut alors une période difficile. Chris retourna au pensionnat, je voyageais six jours sur sept. Cissie était seule dans notre maison de campagne la plupart du temps. Nous avions loué notre appartement de New York au moment de partir en France ; les locataires bénéficiaient du bail pour encore un an. Il n'y a que deux mots pour décrire la vie dans les Hamptons en hiver quand on est seul : "solitude" et "ennui". Exactement ce que ressentait Cissie, ce qui se comprend. La solitude est une chose terrible !

Les dieux avaient dû entendre ses lamentations. En septembre, à l'aéroport de La Guardia, je tombai sur un type que je connaissais du monde de la publicité. Il venait de déménager à Londres pour prendre un poste de gestion important dans une agence internationale. Je lui dis que je connaissais bien l'Europe et lui suggérai de me passer un coup de fil s'il avait besoin d'un coup de main là-bas.

Un mois plus tard, je rentrai d'un voyage vers 18 heures un vendredi soir. Je devais prendre un autre vol le lundi matin. Cissie m'accueillit avec un grand sourire, comme je n'en avais pas vu sur son visage depuis un moment. Elle m'informa qu'un homme avait appelé d'un important bureau de recrutement de cadres. Il savait que j'étais souvent en déplacement et avait insisté pour que je le rappelle à n'importe quelle heure ce vendredi soir. Cissie était tout excitée. Je pense que s'il s'était agi d'un emploi au Service de la voirie new-yorkaise pour ramasser les ordures à Manhattan, elle m'aurait dit d'aller de l'avant. Elle était à ce point désespérée et je ne pouvais l'en blâmer. J'appelai le gars.

Le chasseur de tête (comme on appelle les recruteurs de cadres) m'apprit qu'il était à la recherche d'un publicitaire pour un poste de haut rang en Europe, dans l'agence où travaillait l'ami que j'avais croisé à La Guardia. Il s'agissait de fonctions internationales mais basées à Paris. Mon ami m'avait recommandé. L'homme me fournit quelques précisions supplémentaires. Il était clair que ce poste m'allait comme un gant. Je pris rendez-vous avec lui à New York la semaine suivante après mon voyage prévu à Mexico le lundi.

Après avoir raccroché, j'en dis quelques mots à une Cissie à la fois anxieuse et excitée en lui indiquant que nous serions basés à Paris. Ses yeux faillirent lui sortir de la tête. J'étais épuisé après une semaine de déplacements harassante. Comme j'allai à la cuisine me servir à boire, j'entendis la trappe du grenier s'ouvrir et l'échelle pliante se déployer. Le temps que je me retourne, Cissie apparut au bas de l'escalier, une valise à la main.

" Qu'est-ce que tu fabriques, ma chérie ?

□ Il faut que je commence à réfléchir à ce que je vais emporter à Paris, répondit-elle.

□ N'est-ce pas un peu prématuré, mon cœur ? répondis-je en riant. C'était juste un chasseur de tête au téléphone. Il va falloir que je le rencontre d'abord, puis j'aurai des entretiens avec plusieurs personnes de l'agence avant qu'on me propose éventuellement le poste. Il faut déjà qu'on me le confie et ce n'est pas sûr. En tout état de cause, cela prendra un certain temps.

□ Je sais, me répondit-elle, tout sourire, mais je sais aussi que tu vas décrocher ce job parce qu'il est fait pour toi et que c'est à Paris. J'anticipe.

□ Laisse-moi te servir un verre", répondis-je en lui rendant son sourire.

CHAPITRE 10

PASSY

Cissie avait deviné juste. Je décrochai le poste. En mars 1996, nous nous installâmes dans un appartement du seizième arrondissement de Paris, au village de Passy. Si Paris compte vingt arrondissements, chacun se divise en plusieurs villages. Le seizième situé sur la rive droite de la Seine, au-delà de la Tour Eiffel, est un quartier huppé proche de Boulogne, où j'étais allé à l'école. Mon bureau se trouvait là aussi.

Nous ne retournâmes pas au Vésinet même si nous en avions envie. Chris était resté en pension (il avait suffisamment crapahuté) et Cissie ne voulait pas se retrouver à nouveau seule dans une maison quand je voyageais. J'effectuais de nombreux déplacements internationaux. Cela nous parut donc sensé d'habiter en ville.

La plupart des employés expatriés avaient recours à des agents de transfert financés par leur entreprise pour trouver un logement et les aider à s'installer en France. Ces derniers basaient leurs honoraires sur le temps passé à explorer le marché, à comprendre les objectifs de leur client, sélectionner une liste de possibilités et lui en montrer deux ou trois.

Cissie avait reloué l'appartement montmartrois qu'elle occupait du temps où elle suivait les cours chez Escoffier en janvier. Cela valait mieux que de loger à l'hôtel. Nous fîmes appel au service de l'agent immobilier qui avait déniché notre maison de cocotte quatre ans plus tôt. Cissie ne connaissait pas assez bien Paris pour se focaliser tout de suite sur un quartier particulier. L'agent lui montra plusieurs appartements et Cissie finit par choisir Passy et un appartement spécifique.

A ce stade elle avait visité dix-sept appartements et l'agent de transfert en était venue à parler toute seule (il serait peut-être plus exact de dire qu'elle délirait tout son saoul.) Mais Cissie savait ce qu'elle voulait et ce qui me plairait, et surtout elle connaissait l'espace qui conviendrait idéalement à notre mobilier. Elle fit grimper la jeune femme au mur mais elle obtint ce qu'elle voulait. Nous nous installâmes dans l'appartement de son choix.

Les déménagements sont toujours une gageure. Celui-là était un peu complexe parce que lors de notre retour aux Etats-Unis, nous avions dû mettre en stockage notre mobilier du Vésinet transféré de notre appartement new-yorkais puisque ce dernier était loué. Nous le récupérâmes pour notre retour en France. Nous y ajoutâmes quelques meubles provenant de notre maison de campagne que les déménageurs se chargèrent d'emballeren les ajoutant à l'expédition.

J'étais allé à West Hampton le matin de leur arrivée acheter ce qui manquait pour le déjeuner. Je rapportai le tout dans un sac en papier brun que je posai sur le comptoir de la cuisine. Tout était tellement sens dessus dessous que je l'oubliai complètement.

Six semaines plus tard, quand les déménageurs déballèrent nos affaires à Passy, le sac en papier réapparut. Imaginez à quoi ressemblent du jambon, de la salade, une tomate et deux petits pains au bout de six semaines passées dans un containeur. Faut croire que nous avions eu de la chance que ces clowns de West Hampton n'aient pas empaqueté notre chien par la même occasion.

Passy est un quartier familial où se situent quelques-unes des meilleures écoles de Paris. La principale artère commerciale est très animée : boutiques chics, alimentation, on y trouve tout ce dont on peut avoir besoin. Un centre commercial moderne, doté d'un supermarché, côtoie les merveilleux marchés traditionnels. C'est Paris en fête !

Le quartier de Passy a une histoire notable pour les Américains. C'est là que Benjamin Franklin vécut et il y avait ses bureaux en 1777 lorsqu'il était délégué du Congrès Continental auprès de la Cour de Louis XVI. De fait, il vivait dans notre rue. En son temps, Passy était couvert de vignes outre un château et quelques édifices princiers. Dans les années 1900-1920, tout cela céda la place à des immeubles haussmanniens qui ajoutèrent à la beauté de la capitale.

Notre nouveau logis, qualifié "d'appartement de réception" par les agences immobilières, fut encore un triomphe pour Cissie. Notre mobilier new-yorkais s'y intégrait divinement. Cissie y adjoignit quelques meubles anciens et divers objets d'art. Un cadre élégant, voire spectaculaire, fort agréable à vivre aussi. Il n'avait rien d'un espace "décoré", comme ces musées où des cordons en velours vert gardent les pièces. C'était un appartement confortable, naturel, "réel". Nous y installâmes la cuisine IKEA provenant du Vésinet. Nous recevions beaucoup et préparions de véritables festins pour nos amis. Nous adorions l'appartement, et nos vies.

En 2005, nous nous en portâmes acquéreur. Nous étions les premiers de l'immeuble en copropriété à acheter. Au fil des années, nous l'équipâmes d'une nouvelle cuisine, rénovâmes les salles de bain et nous fîmes installer des penderies sur mesure pour nos habits. Nous fîmes également refaire l'électricité et peindre les murs en mauve en conservant les moulures blanches.

Désormais, c'était une création 100% Cissie.

Il y a un magazine féminin suédois appelé Damen qui publie fréquemment des articles sur le style de vie des Suédoises à l'étranger.

Quelqu'un suggéra qu'on en fit un sur Cissie et notre appartement. Elle accepta, et à sa parution, reçut des mails d'amis du monde entier.

En 2001, je pris ma retraite après trente-six ans passés dans la publicité. Chris faisait ses études à l'université de Denver et passait beaucoup de temps à skier. Nous ne voyions aucune raison de retourner en Amérique. Nous avions vendu l'appartement de New York et la maison des Hamptons. Désormais nous passions nos vacances d'été dans l'archipel de Stockholm. Nous étions heureux. Nous rendions visite à Chris à Denver ; il venait à Paris l'été et pour ses congés. Nous étions tous heureux.

Une semaine après ma mise à la retraite, la dame chargée des déménagements au sein de ma compagnie appela et se mit en devoir de m'expliquer comment organiser notre retour aux Etats-Unis. Elle m'exposa en détail les trois propositions d'entreprises de déménagement, le calendrier, l'organisation, etc. Elle n'en tarissait pas. Je finis par l'interrompre en lui disant : "Je ne pense pas que ce soit nécessaire cette fois. Peut-être aurons-nous besoin de cette aide à l'avenir, mais pas pour le moment."

Un long silence s'ensuivit. Finalement sa voix se fit à nouveau entendre.

"Vous voulez dire que vous ne comptez pas rentrer ? demanda-t-elle d'un ton incertain, visiblement déconcertée.

– Oui, répondis-je, c'est à peu près ça... en tout cas pour l'instant."

Elle n'en revenait pas.

"C'est la première fois que je perds un expatrié. Ils rentrent tous au pays. Comment allez-vous vous en sortir ? Votre contrat couvre vos frais de retour. Etes-vous sûr que c'est ce que vous voulez faire ?"

Je lui répondis de ne pas s'inquiéter. Nous ne nous sommes plus jamais parlé au téléphone mas je présume qu'elle a dû faire part de cet événement sans précédent à tous ses collègues du service Voyage.

En janvier 2002, Chris fit un semestre de printemps à l'Université américaine de Paris. Un soir, une semaine avant le début des cours, Cissie et moi prîmes part à une réunion d'orientation destinée aux parents. J'avais déjà rencontré le président de ladite Université et je lui avais parlé de l'éventualité de donner un cours en communications après ma retraite. Il s'était montré aimable mais évasif. Il était présent à la réunion ; j'en profitai pour lui reposer la question. Réponse tout aussi vague.

Quelques jours plus tard, le téléphone sonna. Cissie répondit. J'étais dans la pièce à côté, sur mon ordinateur.

Elle arriva en courant et sur un ton un peu nerveux me dit :

"C'est quelqu'un de l'AUP. Il a l'air agité. Il ne veut pas parler ni à Chris ni à moi. Seulement à toi.

□ D'accord. Ne t'inquiète pas, répondis-je. Les cours ne commencent pas avant la semaine prochaine. Chris n'a pas encore eu le temps de s'attirer des ennuis."

C'était le directeur du département Communications. Comme il s'apprêtait à prendre une année sabbatique, il avait engagé quelqu'un de l'extérieur pour donner son cours. Seulement la personne en question lui avait fait faux bond à la dernière minute. Le président de l'université lui avait parlé de moi comme quelqu'un susceptible d'être qualifié pour ce poste et disponible. Nous prîmes rendez-vous pour le lundi suivant.

C'était un heureux hasard. Je devais enseigner quatorze années à l'AUP, m'intégrant finalement à plein temps au corps enseignant. Cissie racontait à nos amis que nous avions accompagné Chris à la réunion d'orientation, qu'il était resté six mois à l'université et moi des années !

Cissie menait une existence bien remplie à Paris entre la communauté suédoise, son groupe de conversation franco-américain composé de participants intéressants, l'antenne parisienne de la World Wings International et le club des anciens de la Pan Am. Elle dévorait la vie culturelle parisienne, adhérant à des associations artistiques et culturelles tant britanniques qu'américaines. Elle vivait dans les musées et nous allions assez régulièrement à l'opéra et à des concerts.

Elle devint l'un des piliers du Cercle suédois. Le Cercle suédois fut créé autour des années 1900 rue de Rivoli, un des grands boulevards parisiens donnant sur le jardin des Tuileries. Alfred Nobel en fut l'un des fondateurs. Il y signa le testament instaurant le prix Nobel dans un des bureaux. La pièce est toujours là ainsi que la table sur laquelle il apposa sa signature. De nos jours, elle a divers usages mais reste incontournable pour les visiteurs.

Le Cercle suédois a un calendrier social et culturel chargé, y compris de merveilleuses soirées de jazz le mercredi, des récitals de piano d'autres soirs, des activités artistiques et des conférences relatives à la vie suédoise sous tous ses angles, dont la plupart en suédois et en français. D'autres sont en anglais car le cercle accueille des visiteurs internationaux. L'Ambassadeur de Suède et des hauts représentants du gouvernement s'y sont exprimés. Un soir, Cissie et moi prîmes part à un dîner donné en l'honneur de la princesse héritière de Suède. Un matin, ce fut un petit déjeuner avec le Premier ministre de l'époque.

Les clubs d'expatriés organisent tous ce genre d'événements mais rares sont ceux qui disposent de leur propre lieu. C'est ce qui rend le cercle suédois si spécial. Cissie y passait au moins une soirée par semaine ; je l'accompagnai à l'occasion. Nous adorions les soirées jazz entre amis.

Chapitre 11

Trick or Treat

Le 31 octobre 2013, fête d'Halloween, nous étions à la maison. C'était un vendredi soir, nous recevions un couple d'amis suédois à dîner. Ils étaient arrivés de Stockholm dans l'après-midi. Cissie s'affairait à la cuisine. J'étais chargé de mettre la table à la salle à manger. Nos convives devaient arriver à 19 heures et l'on pouvait être sûrs qu'ils seraient à l'heure, selon la coutume suédoise.

Les Français se sont essayés à Halloween, y compris en déguisant leurs enfants en lutins et sorcières invités à faire du porte-à-porte dans l'espoir de recevoir des bonbons. Nous avions du chocolat mais ne nous attendions pas à de nombreuses visites. Les dieux avaient prévu de nous jeter un sort ce soir-là. A 19 heures 30, précisément.

Nos amis arrivèrent. Nous les installâmes au salon et retournâmes à la cuisine déboucher le champagne et finaliser le plat de hors d'œuvres. Il faut que je précise l'agencement de l'appartement. La cuisine est voisine du hall d'entrée, avec une fenêtre donnant sur la cour. Le salon se situe au bout du long hall et donne sur la rue.

A sept heures trente, je débouchai donc le champagne et Cissie préparait des toasts. Soudain nous entendîmes un bruit sec et la moitié des lampes de la cuisine s'éteignirent. Je me précipitai sur le compteur logé dans un placard près de la porte de la cuisine. En l'ouvrant, je vis une petite flamme venant du fond de la boîte. J'enclenchai le bouton de coupure générale et appelai à l'aide notre invité qui vint aussitôt. Après trente secondes passées à essayer d'éteindre le feu qui grandissait, j'appelai les pompiers.

J'indiquai mon nom, mon adresse et décrivis la scène.

Après une ou deux questions, on me répondit :

"Les secours sont en route. Ils devraient être là dans cinq minutes. Ecoutez-moi attentivement et faites ce que je vous dis. Ouvrez la fenêtre de la cuisine. Fermez la porte et sortez tous de l'appartement sur-le-champ."

Nous nous exécutâmes. Les pompiers ne tardèrent pas à arriver et se mirent au travail. Quelques minutes plus tard, il y avait quatre camions, deux échelles et deux lances à incendie. La rue était bouclée, les sirènes hurlaient et les habitants de l'immeuble étaient évacués. Quarante minutes plus tard, le capitaine des pompiers m'invita à le suivre à l'appartement. Cissie emmena nos amis m'attendre au café du coin.

L'appartement était intact en dehors de quelques traces de fumée noire sur tous les murs. La cuisine, en revanche, était méconnaissable. Tout était noir, brûlé, le métal tordu, le faux plafond écroulé. Les instructions que l'on m'avait transmises au téléphone d'ouvrir la fenêtre donnant sur la cour avait condamné la cuisine mais épargné le reste de l'appartement et tout son contenu. Les flammes avaient été aspirées vers la cour. Plus tard un voisin qui avait assisté à la scène me raconta que des flammes de deux mètres sortaient de la fenêtre. Je ne pouvais pas m'empêcher d'être subjugué par la violence du feu et la laideur de ce qui était maintenant notre cuisine.

Nous dînâmes au café avec nos amis, après quoi nous montâmes à l'appartement récupérer quelques affaires dans l'intention d'aller passer la nuit dans un hôtel voisin. Notre chat que Cissie adorait s'était caché sous notre lit. Il était si traumatisé qu'il refusait de sortir de sa cachette, le pauvre. Nous le laissâmes là et le récupérâmes le lendemain matin de bonne heure. Il allait bien.

Cissie aussi. Elle n'a jamais été du genre à paniquer. Elle était résiliente.

Nous n'avons jamais pu identifier la cause de l'incendie, mais je suppose que c'était un court-circuit dans le compteur électrique. Le capitaine des pompiers m'avait expliqué que nous avions eu beaucoup de chance que cela se soit produit alors que nous étions dans la cuisine. Eussions-nous été endormis, nous aurions pu y passer. Si cela s'était produit en notre absence, tout l'immeuble aurait pu brûler.

En attendant que l'appartement soit remis en état, nous louâmes un petit deux-pièces dans la même rue où nous nous installâmes deux semaines plus tard. Nous avions eu une chance inouïe de le trouver et cela nous aida à garder le moral. Ce séjour dans notre logis temporaire se passa tout à fait bien. Nous fîmes la connaissance d'un couple d'Américains qui habitait l'immeuble une partie de l'année ; nous devînmes bons amis. Nos épouses s'appréciaient beaucoup.

Nous continuions à vivre aussi normalement que possible, organisant de petits dîners pour nos amis. La cuisine était restreinte mais à nous deux, on se débrouillait. J'enseignais à l'AUP et Cissie allait dans ses clubs, ses groupes de conversation et culturels. Elle fit refaire la cuisine de notre appartement à l'identique mais dans des tons différents et passa trois mois à chercher un nouveau plan de travail en granit. Elle ajusta les couleurs des murs, faisant tourner en bourrique le chef peintre. Mais le résultat était fabuleux. Elle avait pris le temps et mis toute l'énergie nécessaire pour améliorer le décor à la perfection.

Il fallut huit mois pour remettre l'appartement en état et installer la nouvelle cuisine. Nous réemménageâmes à la fin du mois de juillet 2014.

Toutefois, c'est pendant cette période que je commençai à me demander si quelque chose n'allait pas chez Cissie. La maladie d'Alzheimer agit en sourdine pendant longtemps avant que les premiers symptômes n'apparaissent. Cissie avait manifesté toute sa résilience pendant la période de restauration mais cette résilience allait commencer à s'évaporer.

CHAPITRE 12

VIETNAM

Début 2016, je n'avais plus guère de doute que Cissie commençait à souffrir d'un Alzheimer. J'en conclus que notre monde allait se rétrécir et que nous ferions bien d'explorer de nouveaux horizons tant que c'était possible. Voyager comptait tellement pour nous.

Par exemple, en 2003, Cissie avait organisé un séjour de trois semaines en Birmanie avec l'aide d'une grande agence de voyage parisienne, Voyageurs du monde. C'était la deuxième fois qu'elle visitait ce pays. Elle s'y était rendue en voyage organisé du temps où je travaillais encore et tenait à y retourner pour me faire découvrir cet étonnant pays. Cette fois-ci ce serait un tour privé en compagnie d'un guide anglophone. Nous devions descendre dans de splendides hôtels et circuler principalement en voiture, souvent sur des chemins hasardeux, à la découverte de la campagne birmane, des régions des lacs, à l'écart de tout. C'était l'approche de Cissie depuis l'époque où elle était hôtesse de l'air, et l'art et la culture la passionnaient.

A posteriori cette aventure nous apparut comme l'un des deux plus beaux voyages de notre vie commune.

Cissie avait également fait un voyage organisé au Vietnam. Elle avait adoré, mais je n'y étais pas. Nous décidâmes de nous y rendre en mars. Cissie me fit clairement entendre que cette deuxième visite l'enchantait. Je résolus d'employer les grands moyens. Ce serait peut-être notre chant du cygne en tant que voyageurs.

Je réservai une visite privée en commençant par Hanoï et le fabuleux hôtel Sofitel Angleterre, puis la baie d'Halong, Hue, Da nang, Ho chi Min, avant une incursion au Cambodge pour y découvrir le temple d'Angkor et Siem Reap. Partout nous avions des guides privés et descendions dans de somptueux hôtels. Avant notre départ, je parlais chaque jour à Cissie de ce voyage avec enthousiasme. Je lui indiquais l'itinéraire et lui montrais l'élégante brochure de notre voyagiste. J'étais sûr que ça l'enthousiasmerait et que cela la rendrait heureuse. Ce en quoi j'avais tort.

Dix jours avant le départ, elle m'annonça :

"Je ne veux pas y aller. Je connais le Vietnam. C'est ennuyeux.

- Que veux-tu dire, chérie ? répondis-je, interloqué. Tu as adoré ton voyage au Vietnam et tu voulais me faire découvrir ce pays. Nous allons visiter tous les plus beaux sites et cette fois-ci, nous descendons dans les meilleurs hôtels et nous disposons de guides anglophones privés. Nous étions impatients de partir. Ils ne me rembourseront pas. Ça coûte une fortune.
- Toi et tes hôtels de luxe, Monsieur Première classe. Tu adores dépenser de l'argent, voilà tout. Pas question que je fasse un voyage ennuyeux et qu'on dépense plein d'argent pour se barber."

Elle critiqua l'itinéraire, décria les hôtels cinq étoiles, les trouvant mal situés ou ne valant pas un prix aussi élevé. Tout lui déplaisait. Elle m'enjoignit d'annuler le voyage ou de partir seul. Pas question qu'elle m'accompagne. J'étais dévasté.

J'appelai l'agence pour annuler. Nous avions passé beaucoup de temps à organiser ce voyage. Cissie n'avait pas voulu s'impliquer mais elle avait lu la documentation et approuvé l'itinéraire après y avoir fait des modifications. La voyagiste avait fait un excellent travail et accepté sans sourciller les multiples changements intervenus avant la finalisation du projet. Je lui avais dit que Cissie n'allait pas très bien. Elle m'informa que je perdrais 50% du prix si j'annulais si près de la date de départ.

J'en fis part à Cissie et la persuadai qu'elle apprécierait le voyage. Elle finit par accepter de venir mais insista pour que je change encore un hôtel.

Hanoï fut un succès. Cissie adora l'hôtel et les excursions. Nous prenions nos repas dans les restaurants de notre choix. Notre guide était remarquable. Nous achetâmes une œuvre d'art et une magnifique robe de maison pour Cissie. Je commençai à me détendre.

A partir de là, les choses se détériorèrent. Cissie se plaignait du temps, certains endroits étaient trop encombrés, la nourriture moins bonne que lors de son premier voyage, pourtant moins coûteux. Clamant son désintérêt, elle attendit devant le musée de la guerre et du souvenir construit par les Nord-Vietnamiens à Saïgon après leur victoire. Je me devais de le visiter en ma qualité d'Américain. J'y allai seul et en fus assez bouleversé. Cissie déclina aussi le fameux tour en scooter le soir dans Ho Chi Min. Elle déclara qu'elle était trop fatiguée et que cela ne l'intéressait pas. J'y allai seul ; c'était fabuleux.

Le temple d'Angkor fut également un succès. Cissie tomba amoureuse d'un sac à main à Siem Reap. C'est toujours son préféré. Après quoi nous prîmes le vol du retour.

J'étais frustré, déprimé. Je m'étais donné du mal pour qu'elle ait du bon temps. Elle n'avait pas tari d'éloges sur son premier voyage au Vietnam. Certaines de ses critiques étaient valables. Le Vietnam s'était modernisé rapidement et son charme d'antan s'était dissipé sous l'effet de l'architecture et de la vie modernes. Mais l'esprit aventurier de Cissie aussi s'en était allé. Elle ne tirait plus guère de plaisir des lieux et des choses qui l'auraient jadis enchantée. Je soupçonnais que ce serait notre dernier grand voyage.

En y repensant aujourd'hui, je me rends compte que j'étais en colère aussi. Je connaissais deux types parmi les soldats américains morts représentés sur les photos exposées au musée de la Guerre et du Souvenir. Et le swiftboat dans la cour semblait tellement inadéquat en tant que bateau de guerre sur fleuve, au regard des normes actuelles. Mon colocataire à l'université avait servi treize mois sur l'un d'entre eux, à la tête d'une flottille de trois. Il était lieutenant de la marine. Ses hommes et lui n'avaient guère d'armures et rien qu'une mitrailleuse de calibre 50 à l'avant d'une embarcation qui ressemblait plus à une chaloupe qu'à un navire de guerre. Ils essuyaient des tirs chaque jour et ripostaient sans jamais voir l'ennemi dans la jungle dense de part et d'autre du Mékong. Cissie le connaissait et j'aurais aimé partager ces photos exposées avec elle.

La guerre du Vietnam fut un grand désastre pour l'Amérique et c'était notre génération qui l'avait menée. Même si j'étais conscient que Cissie était malade, elle aurait pu m'accompagner dans le musée. Elle savait que c'était important pour moi. Son refus renforça ma conviction que nous ne pouvions plus vraiment partager les choses intéressantes de la vie.

J'avais fait la plupart des excursions intéressantes seul. Au Vietnam j'avais réalisé à quel point j'étais seul. La solitude est arrivée au Vietnam.

Chapitre 13

Florence

A peine remis du décalage horaire à notre retour du Vietnam, nous repartions pour un court séjour en Italie. Nous étions invités à un mariage aux environs de Florence et avions décidé d'y passer deux jours supplémentaires avant la noce.

Nous étions plusieurs du groupe de la Pan Am à y être conviés (La mère de la jeune mariée en était l'un des membres actifs). Les autres aussi comptaient passer quelques jours à Florence au préalable, mais ils logeaient un peu en dehors de la ville. Voulant faciliter les choses pour Cissie, j'avais pris un hôtel au cœur de la ville, à dix minutes à pied du Ponte Vecchio. On pouvait aller partout à pied. L'hôtel était agréable et bon marché.

Nous arrivâmes à midi et fîmes un petit tour. C'était une agréable journée d'avril et Florence était d'une beauté à vous couper le souffle. En passant devant un joli restaurant, nous y fîmes une réservation pour le dîner. Jusque-là tout va bien, pensai-je.

Nous regagnâmes notre hôtel vers 17 heures pour faire une petite sieste avant l'apéritif et le dîner. Nous nous couchâmes et dormîmes environ trois-quarts d'heure. Et puis soudain, sans préambule, Cissie se mit à me crier dessus, me reprochant d'avoir choisi un hôtel chic. Les autres gens de la Pan Am ne logeaient-ils pas hors de la ville dans des hôtels moins cher? Je rétorquai que nous allions tous nous retrouver au mariage. J'avais opté pour un hôtel plaisant en centreville pour nous deux, ce qui nous évitait d'avoir à recourir à des taxis, etc. Et puis Florence était si romantique. C'était parfait.

Cela ne calma pas Cissie le moins du monde et elle continua à m'agresser pendant quelques minutes, indifférente à mon plaidoyer. J'avais voulu lui faire plaisir mais elle se comportait comme si elle venait d'apprendre que j'avais une liaison.

Une fois la tempête passée, nous descendîmes au bar de l'hôtel prendre l'apéritif. Cissie avait retrouvé son calme ; elle était agréable. Quant à moi, j'étais secoué et le sentiment de solitude refit surface, auquel s'ajoutait cette fois-ci une dose de désespoir. Elle avait éclaté de rage pour rien. Oh, cette terrible maladie !

Je me souvenais à quel point Cissie avait aimé notre voyage en Lombardie quelques années auparavant. Nous avions logé dans des hôtels du même type et nous étions immergés avec délice dans les merveilles de la culture italienne. Je me demandais si ce serait notre dernier voyage en Italie. Ce fut le cas.

Nous passâmes tout de même de bons moments à Florence puis nous rejoignîmes les autres hors de la ville pour le mariage. Nous logions dans un petit hôtel du village avec nos amis de la Pan Am. Nous nous rendîmes avec eux en voiture à l'église, puis à la réception et au dîner. En route nous parlâmes de notre vie conjugale et de nos mariages avec l'autre couple dans la voiture. Je leur demandai depuis combien de temps ils étaient mariés.

Cissie, assise sur la banquette arrière, s'exclama tout à coup :

"Peter, depuis combien de temps sommes-nous mariés ? Vingt ans, c'est ça ?"

Elle cherchait une confirmation parce qu'elle n'avait pas l'air d'en être certaine.

Nos amis parurent surpris.

Je répondis par une blague :

"Oui, vingt ans. Et souviens-toi comme nous étions contents que Chris puisse venir à notre mariage. Il avait seize ans."

Tout le monde s'esclaffa, sauf moi, en mon for intérieur.

"En fait, chérie, cela fera quarante ans en juin que nous sommes mariés.

□ Ah oui, c'est vrai", répondit-elle.

Nos amis ont dû croire que c'était juste une plaisanterie entre Cissie et moi.

Ce n'était pas le cas.

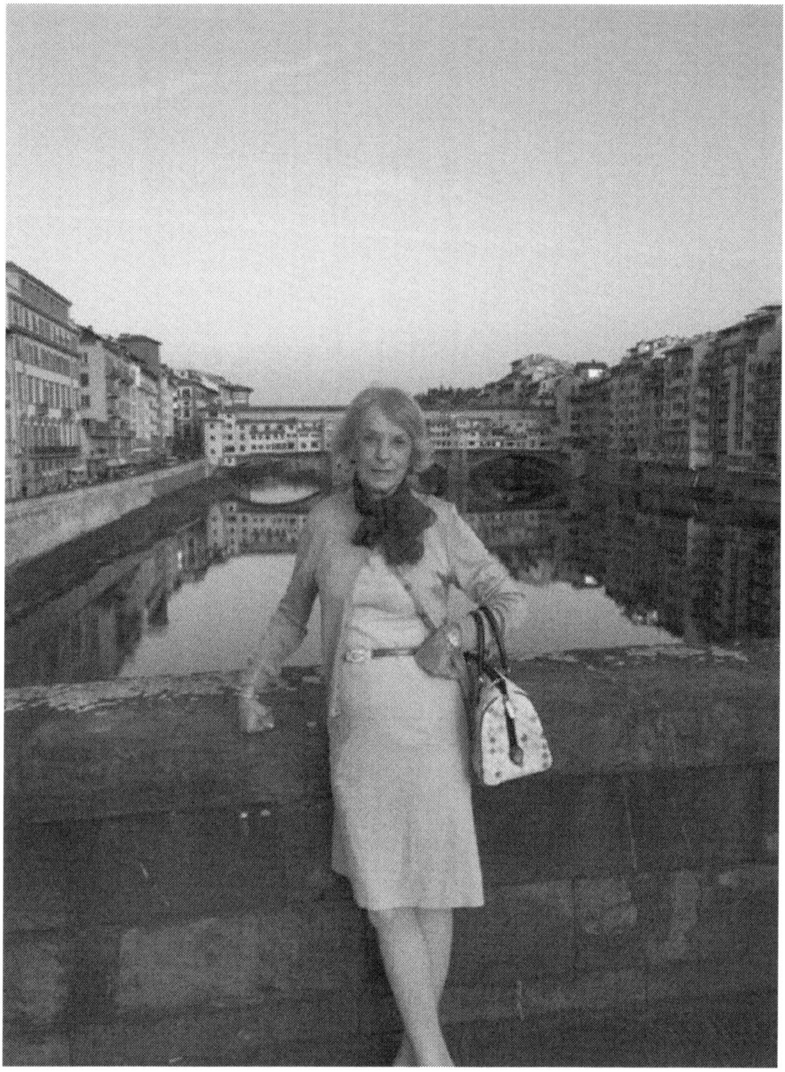

Cissie à Florence avec le Ponte Vecchio en arrière-plan, 2016)

CHAPITRE 14

VISBY. DEUXIÈME VISITE

A l'été 2016, Cissie et moi passâmes à nouveau les vacances en Suède. Nous allâmes sur l'île de Gotland dans la mer Baltique, chez des amis suédois que nous connaissions de Paris et de Stockholm. L'île de Gotland est un endroit magnifique pour passer la belle saison. Elle jouit d'un microclimat qui lui garantit deux fois plus de jours de soleil que sur le continent même. On y trouve des terrains de golf, de belles plages et d'innombrables vieilles églises pittoresques ainsi qu'une ville médiévale baptisée Visby.

A Visby, on a l'impression d'être retournés mille ans en arrière. Tous les étés, à la fin juillet, s'y déroule durant deux semaines un festival qui fait revivre à la ville son passé médiéval. Les villageois revêtent des copies authentiques des tenues portées au onzième siècle. Des vendeurs proposent des plats inspirés de recettes de cette même époque et des jeux, populaires en ce temps, sont organisés pour les enfants comme pour les adultes. A la fin du festival a lieu une bataille factice entre des armées de cavaliers rivales. C'est fabuleux.

Nos amis vivent à une vingtaine de minutes en voiture de Visby, au bord de la mer, du côté de l'île face au nord et la Suède continentale. Ils habitent à proximité d'une ferme ovine. Ils ont un ami qui joue d'un accordéon datant de 1952 qui agrémentait nos soirées. Quand il jouait, les moutons qui paissaient dans le pâturage voisin dressaient l'oreille et s'approchaient de la barrière pour écouter avec de grands yeux. Cissie et moi étions sous le charme.

Les problèmes de reflux gastrique de Cissie la tourmentèrent durant notre séjour.

Elle fut dans l'incapacité de participer à certaines excursions, clouée au lit dans le pavillon des invités. Elle n'avait pas autant d'entrain que lors de nos précédentes visites estivales et parlait moins dans les soirées et les dîners. Elle continuait à bavarder avec nos amis au petit déjeuner et lors des activités dans la journée. Elle commençait à perdre du poids. Elle avait toujours été mince mais le devenait trop. Elle qui n'avait jamais été une grande mangeuse, elle s'alimentait encore moins. Cependant, personne ne remarqua que quelque chose n'allait pas.

En septembre, nous retournâmes chez le neurologue pour une deuxième visite. Il lui posa les mêmes questions. Elle ne réagit pas aussi bien que l'année précédente à l'interrogatoire. Lorsqu'il lui demanda quelle saison démarrait en septembre, sa réponse me déconcerta. Elle répondit qu'en Suède il n'y avait pas de saisons en dehors du milieu de l'été (le 21 juin).

Cissie subit une autre IRM et des tests cognitifs au cours des semaines suivantes. L'IRM restait inchangée mais les tests démontrèrent une détérioration accrue. En conséquence le médecin prescrivit une ponction lombaire.

Certains neurologues recommandent une ponction lombaire parce que le liquide cérébrospinal contient des enzymes qui révèlent plus aisément la présence d'un Alzheimer qu'un scanner de l'hippocampe. Cissie se laissa faire une fois de plus, mais les résultats ne parurent guère l'intéresser. Le médecin m'informa qu'ils étaient "limite" mais il pensait que nous avions affaire à un Alzheimer à un stade précoce. Là encore je lui demandai combien de temps. Trois ou quatre ans, pensait-il.

Dès lors nos vies commencèrent vraiment à changer. Jusqu'alors le problème croissant de Cissie nous avait juste contraints à ralentir le rythme. Seuls quelques-uns de nos amis avaient flairé quelque chose de sorte que notre vie sociale continuait à peu près normalement. Toutefois la vie à la maison, elle, commença à évoluer.

Je me chargeais de plus en plus souvent des courses et des repas. Nous avions toujours aimé passer du temps à préparer le dîner ensemble en discutant des événements de la journée, regardant souvent les nouvelles du soir à la télévision dans la cuisine. Si par le passé Cissie se tenait devant la cuisinière tandis qu'assis à la petite table, je m'occupais du découpage et du ciselage ou simplement sirotais un verre de vin, désormais nous avions échangé nos places. Je cuisinais pendant que Cissie buvait un verre de vin. Et de plus en plus souvent elle quittait la pièce pour aller s'allonger dans la chambre et je cuisinais seul.

De plus en plus souvent aussi nous mangions devant la télévision dans le petit salon plutôt qu'à la salle à manger. Je pense que Cissie trouvait cela plus facile. Je lui demandai où elle voulait dîner. Elle répondait devant la télévision en justifiant que nous avions déjà bavardé à la cuisine. De quoi pouvions-nous parler d'autre ? Cissie n'a jamais aimé la télévision.

CHAPITRE 15

DE PLUS EN PLUS DUR

Cissie allait régulièrement au Cercle suédois, tant la journée que le soir. C'était à quinze minutes de notre appartement en métro avec un seul changement. Cela n'aurait pas pu être plus facile, d'autant que la bouche de métro se trouvait sur le trottoir d'en face. Elle faisait cela depuis des années. En 2017, toutefois, je commençai à l'y conduire et à aller la chercher. Les fois où je ne pouvais aller la prendre, je demandai à une de ses amies de s'assurer qu'elle rentre en taxi à la maison.

Cissie était gênée et m'en voulait d'organiser les choses ainsi. Elle se rendait compte qu'elle avait un problème mais tenait à ce que nous gardions ça pour nous.

"Tu ruines ma réputation au club, enrageait-elle. Mon problème, c'est mon problème. Ça ne les regarde pas."

Farouchement indépendante, ma femme ne voulait pas être considérée comme une invalide. Je ne pouvais la blâmer mais que pouvais-je faire ? `

Cissie proposa une solution. Je devais noter l'itinéraire aller et retour puis tester l'itinéraire avec elle dans le métro.

Nous procédâmes ainsi à plusieurs reprises et cela fonctionna à peu près, même si elle ne se souvenait pas toujours de nos divers essais.

Un jour elle voulut aller chez un célèbre coiffeur parisien. Son salon se trouvait à l'autre bout de la ville ; il fallait faire deux changements en métro pour s'y rendre. J'eus un dilemme le jour du rendez-vous. Trois jours plus tôt, nous avions passé plusieurs heures dans le métro à tester l'itinéraire que j'avais noté et l'aptitude de Cissie à s'y conformer. Ça se passait bien mais j'insistai malgré tout pour qu'elle prenne un taxi aller et retour. Cela nous éviterait l'anxiété lors de ce déplacement à l'un et à l'autre.

Elle refusa. Cissie considérait les taxis comme du gaspillage et même si le coiffeur coûtait une fortune et que cela valait le coup, pour le taxi elle n'était pas d'accord.

Cependant elle angoissait à l'idée de prendre le métro toute seule. La nuit précédente, elle me réveilla à trois heures trente du matin. Elle n'arrivait pas à dormir tant elle redoutait de se perdre dans les couloirs.

"Je n'y arriverai pas," gémit-elle.

Je la suppliai à nouveau de prendre un taxi. Ou de me laisser repousser le rendez-vous. Elle refusa. Elle ne voulait plus y aller. Ce défi était au-dessus de ses forces. Je finis par annuler le rendez-vous. C'était si triste.

On avait installé un interphone équipé d'une caméra dans notre immeuble. On voyait nos visiteurs tant à l'extérieur que dans le sas avant d'appuyer sur un bouton pour les laisser entrer. Le dispositif pour ce faire fut monté près de notre porte d'entrée. Un modèle standard, facile à utiliser, qui améliorait considérablement notre sécurité.

Cissie n'arrivait pas à s'en servir malgré les instructions écrites et un grand Post it rouge que j'avais collé près du bouton. En outre, elle commençait à avoir des difficultés à allumer et éteindre la télévision.

Nos vies étaient en train de changer, cela ne faisait aucun doute.

Notre participation active au World Wings Club de la Pan Am aussi.

Je suppose que ce club est unique et extraordinaire à bien des égards. La Pan Am n'existe plus depuis longtemps mais à son apogée, c'était une compagnie aérienne iconique, pionnière de l'aviation commerciale moderne. Le personnel volant immortalisa ce passé glorieux et leur fierté en montant ce club. Nous allions aux soirées organisées au moins une fois par mois, prenions part à des petits voyages dans différentes villes européennes et à des week-ends insolites en France et ailleurs. Cissie et moi raffolions de tout cela. Nous eûmes jusqu'à une cinquantaine de membres du club pour des apéritifs dinatoires chez nous. Tout le monde apportait quelque chose. C'était sympa.

A partir de 2017, ces grands rassemblements n'étaient plus possibles. Ce qui donnait beaucoup de plaisir à Cissie jusque-là n'était plus désormais qu'une source de stress pour elle. On voyait de moins en moins la bande de la Pan Am.

Cissie n'avait pas été la seule Suédoise en quête d'aventures dans le monde. Aussi loin que s'étende leur diaspora, les Suédoises conservent jalousement leurs identité et culture nationales.

Elles constituent des clubs culturels pour s'en assurer. La SVEA (Swedish Women Education Association) a des branches partout dans le monde et organise des réunions annuelles tant localement que sur le plan international. Cissie participait chaque année à un voyage avec l'antenne européenne de la SVEA. A une occasion, ces dames firent un séjour de dix jours en Tunisie. Imaginez une cinquantaine de blondes à dos de chameau dans le désert. Harmonie des couleurs de ces dames et de leurs montures. Ça ne s'invente pas.

Cissie fit le tour de l'Europe avec la SVEA, partageant chaque fois sa chambre avec une amie proche dont elle avait fait la connaissance au Vésinet. Elles rentraient toujours avec un sourire jusqu'aux oreilles. A l'évidence, elles s'étaient bien amusées. Pour connaître

Cissie, il fallait savoir l'importance que son identité suédoise revêtait pour elle et à quel point elle aimait ces excursions annuelles avec la SVEA.

La dernière eut lieu en 2017, au Portugal. Elle y alla avec sa compagne de voyage habituelle mais devait rentrer seule à Paris. Nous en parlions quotidiennement au téléphone et il était de plus en plus évident que Cissie redoutait de voyager seule.

"Et si je me perds, Peter ? Peux-tu venir me chercher ? Oh, pourquoi suis-je venue ?"

Le globetrotter intrépide d'antan redoutait à présent de devoir trouver son chemin dans deux aéroports avec des transports en taxi à chaque bout. Un autre membre de la SVEA ayant remarqué sa détresse se porta volontaire pour l'emmener à l'aéroport. Elle aussi avait un vol pour Paris. Cissie était très soulagée mais je savais que l'anxiété croissante que lui causait son retour avait gâché son voyage. Ce serait le dernier avec la SVEA.

Nous entamâmes l'année 2017 avec des vacances de février à Palm Beach, en Floride. J'avais réservé ce voyage parce que nos plus anciens amis américains y avaient pris leur retraite et je m'étais dit qu'un climat plus clément serait bénéfique à Cissie. De plus j'étais déterminé à ce que la vie continue pour elle autant que possible. Cela nous ferait du bien à nous deux.

Nous avions prévu de passer une semaine chez nos amis puis d'aller rendre visite à un autre couple que nous avions connu à Paris et qui vivait à proximité.

Paris-Palm Beach est un vol long. Nous fîmes une escale à Atlanta. Cela devenait difficile de piloter Cissie dans les aéroports. La tâche n'est facile pour personne de nos jours. Je ne pouvais pas la laisser seule une minute de peur qu'elle aille vagabonder, et elle se plaignait de tout. C'était un peu comme gérer un enfant. Stressant.

Nous arrivâmes chez nos amis en fin d'après-midi. Ce n'était pas notre première visite. Ils nous donnèrent la même chambre d'amis que la dernière fois, au rez-de-chaussée. Nous fîmes une petite sieste avant de les rejoindre à la cuisine vers 18 heures. Une heure plus tard, Cissie s'excusa pour aller se poudrer le nez.

A peine Cissie partie, nos amis se tournèrent vers moi comme un seul homme et me demandèrent : "Qu'est-ce qui lui arrive ?"

Je fis mine de ne pas comprendre, attendant qu'ils élaborent la question. Ils avaient d'autres amis proches avec lesquels ils avaient vécu le déclin et le décès de la femme victime d'Alzheimer. Leurs antennes étaient sensibilisées au problème. Ils avaient remarqué que Cissie n'avait pas l'air de connaître la maison et ne savait pas trop le chemin pour regagner la chambre d'amis.

Je fus obligé de leur dire la vérité. Ils le prirent bien. Nous parlâmes un long moment. Ils me firent part de leurs expériences avec leur amie depuis lors décédée. Un jour, ils l'avaient perdue dans Londres et ça avait été la panique. Cela s'était bien terminé mais ils ne voulaient pas revivre ça. Moi non plus.

Le troisième jour, je me réveillai avec une douleur sourde au côté droit. Dans la matinée, cela ne fit qu'empirer. Notre hôte m'emmena chez un médecin du coin, à la tête d'une petite clinique d'urgence dotée d'équipement à ultrasons et autres outils de diagnostic. J'avais un calcul rénal et mon rein était très enflé. Ce qui perturba considérablement les trois jours suivants. Notre hôtesse prit bien soin de Cissie, avec une grande sensibilité.

Mon ami avait parlé de Cissie au médecin. Celui-ci me donna de nombreux conseils, dont certains fort utiles. Il m'informa que j'étais face à un désastre. Inutile. Je le savais déjà.

Nous déménageâmes chez nos amis de Paris. Cissie était très liée à la femme. A Paris, elles allaient marcher tous les matins de la semaine sur une île de la Seine pour faire de l'exercice et nous nous voyions souvent en société. Je pense que son amie se faisait du souci pour Cissie mais qu'elle avait gardé cela pour elle.

Un matin, son mari m'emmena faire une balade sur son bateau avant que nous retrouvions nos femmes pour le déjeuner. Nous en vînmes à parler d'âge et il était évident qu'il me sondait. Alors je lui dis la vérité et plus tard dans la journée, j'informai son épouse. Ils étaient tous les deux bouleversés, mais pas vraiment surpris. Ils n'auraient pu se montrer plus gentils.

Nous rentrâmes à Paris fin février. Le calcul rénal m'avait gâché les vacances et les conversations à propos de Cissie m'attristaient. Mais nous avions eu beau temps et je crois que Cissie apprécia certains bons moments. Nous reprîmes notre vie parisienne mais Cissie sortait rarement seule désormais. Elle connaissait encore la rue commerçante de Passy ; ses amies l'emmenaient aux clubs culturels et dans les groupes de conversation. Elle était soulagée quand elles le lui proposaient. Elle n'y serait pas allée sinon. Elle avait trop peur de se perdre.

En mars, je changeai de neurologue. Je n'avais plus confiance dans le premier et optai pour le chef du service de neurologie de l'hôpital américain que l'on m'avait recommandé. Nous fîmes sa connaissance ce mois-là. Je m'entretins d'abord seul avec lui et là encore, Cissie ne fit pas d'histoires. Il avait lu son dossier et était convaincu qu'elle souffrait d'un Alzheimer. A 85%. Mais il souhaitait que Cissie se soumette à un PET scan, estimant que IRM et ponctions lombaires ne suffisaient pas à établir un diagnostic. Le PET scan était de son point de vue le meilleur outil.

Il me téléphona un soir à la maison une semaine après qu'elle eut passé le test. Elle était à portée d'oreille et cette fois-ci, tenait à connaître les résultats.

Le médecin m'informa que s'il avait été à 85% sûr avant le PET scan, à présent il l'était à 95%. Pouvais-je venir le voir seul le lendemain soir à 19 heures ? "Entendu", répondis-je.

Cissie voulut savoir s'il m'avait donné les résultats. Je lui répondis qu'ils n'étaient pas encore disponibles, et que c'était la raison de son appel. Il savait que nous devions nous inquiéter. Elle accepta cette excuse fumeuse.

Le lendemain soir, il m'annonça que l'Alzheimer était désormais son diagnostic officiel. Il restait probablement trois ou quatre ans avant qu'il faille placer Cissie dans un établissement. Pendant cette période, elle commencerait sans doute à oublier ses langues étrangères. Elle ne perdrait pas le suédois car la mémoire de la langue natale se situe dans une autre partie du cerveau.

Nous discutâmes de l'éventualité de nous relocaliser à Stockholm. Il estima que ce serait une bonne idée, que Cissie se sentirait plus à l'aise dans sa culture. Il m'encouragea à y penser sérieusement.

Je lui demandai si je devais informer Cissie de sa maladie. Cela me faisait peur. Le mot en lui-même est terrifiant. Il était d'accord avec moi et m'incita à ne rien lui dire. Cette tâche lui incombait et il n'employait jamais ce mot à moins que ses patients ne le lui demandent directement. Dans le cas contraire, il parlait simplement de "troubles de la mémoire".

Je commençai à envisager sérieusement de déménager à Stockholm.

Par le plus pur des hasards, le guide 2017 des plus belles chambres d'hôte publié chaque année par le Figaro arriva dans les kiosques cette même semaine. En couverture figurait un endroit fabuleux proche de Uzès, dans le Gard. Un Bed & Breakfast tout nouveau qui avait été la résidence d'été de Jean-Louis Trintignant, vedette masculine d'Un homme et une femme et star incontestée du cinéma français des années soixante. Nous n'avions pas de projet pour l'été et nous décidâmes rapidement de réserver une semaine dans ce B&B en juin. Nous connaissions la région et l'apprécions beaucoup.

Sur ce, Cissie reçut une invitation sur la Côte d'Azur.

Sa plus proche amie suédoise résidant en France, celle qu'elle avait rencontrée au Vésinet vingt-cinq ans plus tôt et qui partageait sa chambre lors des voyages organisés par la SVEA avait une maison à Bandol qui donnait sur la mer. Cette pittoresque ville de bord de mer, et son port de bateaux de plaisance, se situe à quarante-cinq minutes environ de Marseille. La maison de son amie est perchée dans les hauteurs à un bout du village, surplombant le siège insulaire de Pernod Ricard.

Elle avait convié Cissie pour une semaine à la fin mai, son mari partant faire une régate avec un équipage de huit personnes. Elle s'était dit qu'elles auraient plaisir toutes les deux à rattraper le temps perdu. Elle savait que Cissie adorait la Côte d'Azur. Elle savait aussi que quelque chose de grave était arrivé à son amie sans en avoir encore parlé avec elle.

Cissie était toute excitée et je tenais à ce qu'elle y aille. La question était de savoir comment. L'une des solutions consistait pour moi à l'accompagner en avion ou en train et à rentrer à Paris. Ou bien je pouvais séjourner sur place seul une semaine avant d'aller la chercher.

Son amie et moi étudiâmes ces deux options. Finalement il fut décidé que je mettrais Cissie dans le TGV pour Marseille. Là il lui faudrait prendre un train régional pour Bandol, ce n'était pas compliqué. Nous définîmes tout dans les moindres détails, et je notai l'itinéraire précis pour Cissie. Elle arrivait encore à se servir de son téléphone portable. Je devais l'appeler régulièrement pendant le trajet et le changement à Marseille. Son amie en ferait de même. Ensuite je descendrais la prendre à Bandol avant de rejoindre l'ancienne résidence de Jean-Louis Trintignant, s'il était possible de modifier la réservation.

Tout se combina très bien. Je décidai qu'après Uzès, nous poursuivrions notre route le long de la Côte d'Azur jusqu'à Nice où nous louerions un appartement pour quinze jours. Nous nous arrêterions en route pour deux nuits à la Croix Valmer, magnifique ville côtière que nous avions déjà visitée. Cela nous permettrait de rouler deux-trois heures au maximum dans la journée. Cissie adorait Nice ; elle aurait voulu un pied à terre là-bas. C'était désormais impossible mais elle pourrait encore au moins y passer des vacances.

J'emmenai Cissie à la gare de Lyon pour la mettre dans le train. Elle avait un billet première classe et une place seule près de la fenêtre. Le préposé fit une exception en me laissant l'installer à sa place et organiser la logistique : billet, téléphone, instructions écrites, bagages, magazines, bouteille d'eau, snack. Elle était calme. Une fois encore, j'eus l'impression de mettre un enfant dans le train. Nous nous embrassâmes et je partis.

Je me plantai à l'entrée du quai en attendant que le train parte. Je le regardai s'éloigner avec à son bord ma pauvre Cissie amoindrie. Ce serait son ultime voyage seule. Je fis demi-tour en direction du métro et là, je perdis les pédales. En me retournant vers le quai vide, les rails, j'éclatai en sanglots.

Fort heureusement Cissie fit le trajet sans encombre, y compris le changement à Marseille. J'étais profondément soulagé. Elle passa une semaine formidable avec son amie. Elles firent tous les jours de longues promenades le long de la mer et dînèrent à deux reprises au restaurant. Les autres soirs, son amie fit la cuisine. Ce fut une semaine calme et un moment de bonheur pour Cissie parce qu'elle se sentait en sécurité, sans menaces. Je cherchais de plus en plus de moyens de la rendre heureuse, sachant que l'heure tournait.

J'allai la chercher à la fin de la semaine et nous gagnâmes le B&B. Un couple très sympathique originaire de Normandie avait repris l'affaire. La femme était excellente cuisinière. L'endroit était charmant. Nous passâmes une bonne semaine, sans incident.

Après ce séjour, nous prîmes la route de la Croix Valmer. Un trajet stressant parce que je m'étais trompé de route à un moment et que nous étions perdus pendant quelque temps. Cissie ne prit pas ça très bien, moi non plus. Lorsque nous arrivâmes finalement à l'hôtel, Cissie commençait à souffrir de reflux acides, l'établissement n'était pas très attrayant et le mistral s'était mis à souffler.

Le premier soir, nous dînâmes au restaurant de l'hôtel en bord de mer derrière une vitre protectrice. Tout tremblait à cause du mistral, et cela faisait beaucoup de bruit.

Cissie passa la journée du lendemain au lit. Il me fallut annuler un dîner prévu avec un couple de Français que nous connaissions de Paris et qui possédait une résidence estivale dans la région. Je dînai seul.

A Nice, nous nous installâmes dans l'appartement que j'avais loué, à deux pâtés de maison de la Promenade des Anglais. Cissie resta encore deux jours alitée jusqu'à ce que ses problèmes gastriques se dissipent.

Pendant les dix jours suivants, chaque matin nous longions la Promenade des Anglais jusqu'à la vieille ville de Nice. Ce site touristique avec ses charmants vieux immeubles, ses rues pittoresques et ses innombrables restaurants attirent bien trop de touristes l'été. Nous y déjeunions tous les midis et parcourions le célèbre marché ouvert avant de remonter la Promenade dans l'après-midi. Nous passions presque toutes les soirées à l'appartement, nous contenant d'un repas léger avant de nous coucher de bonne heure. Notre monde ne cessait de rétrécir. Nous visitâmes tout de même le musée Chagall, magnifique, un des points d'orgue de ce voyage.

Nos aventures estivales s'étaient plutôt bien passées, tout bien considéré, mais je savais que ce serait la dernière fois.

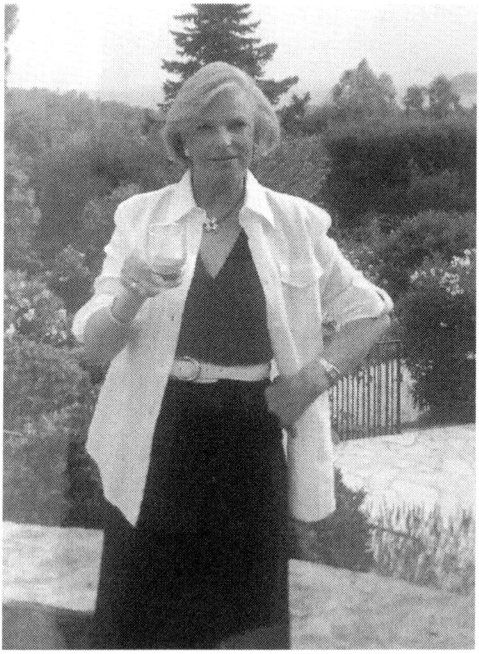

Cissie dans le jardin à la Croix Valmer, 2007)

A l'approche de l'automne, je m'inquiétais de plus en plus à l'idée de nos déplacements futurs. Nous avions accepté une invitation à un mariage à Charlottesville, en Virginie, de la part d'amis proches dont nous avions fait la connaissance à Paris. Leur fille cadette se mariait. Ils avaient organisé tout un week-end pour deux cents convives. Ils ignoraient tout de la maladie de Cissie.

Il nous fallait transiter à New York pour des raisons administratives. J'avais réservé une chambre au Yale Club en face de Grand Central Station. Nous prévoyions d'y passer quatre nuits et prîmes divers rendez-vous pour voir la famille et de vieux amis. Cissie était bien reposée avant notre départ. Après New York, j'avais prévu un court vol pour Charlottesville et un vol de retour Washington-Paris.

Après deux nuits au Yale Club, Cissie m'annonça qu'elle n'irait pas au mariage. C'était trop compliqué et ce serait ennuyeux. Je n'avais qu'à y aller seul ou annuler. Elle n'irait pas. Elle devint injurieuse.

"La seule chose qui t'intéresse, c'est d'aller dans des soirées chics et jouer les hommes importants. Ça t'est égal de m'y traîner alors que je ne me sens pas bien, tant que tu peux briller en société. Je déteste cet endroit. Je déteste le Yale Club !"

Je savais que c'était pas elle qui s'exprimait, que les critiques qu'elle proférait à propos du mariage étaient provoquées par son angoisse quant à sa capacité de gérer. Mais nous devions aller à New York de toute façon et j'avais vraiment envie d'assister à ce mariage.

"Ce sont de très bons amis, insistai-je. Ils seront furieux si nous annulons à la dernière minute. C'est un événement heureux. Ne gâche pas ça pour moi. Je te promets que tu auras du bon temps."

Je finis par l'emporter. Nous nous envolâmes pour Charlottesville. Cissie se prit au jeu et nous passâmes effectivement un bon moment. Ce fut un mariage splendide. Au dîner nous étions assis avec des gens charmants. Cissie engagea la conversation avec son voisin de table ; ils avaient l'air de s'amuser tous les deux. J'étais content et soulagé.

Un brunch eut lieu le dimanche à l'hôtel avant que notre taxi vienne nous chercher pour nous emmener à Dulles Airport. C'était un buffet. Cissie et moi nous tenions près du bar à siroter un verre de vin quand son voisin de table de la veille s'approcha de nous pour lui dire à quel point il avait apprécié leur conversation. Cissie était ravie. L'homme commença à me parler. Subitement Cissie nous interrompit avec un commentaire qui n'avait rien à voir. C'était bizarre.

Surpris, l'homme demanda : "Comment ?"

Je ris et fis une remarque désinvolte pour faire passer le moment.

De retour à Paris, j'envoyai un mail à notre hôtesse, vantant les louanges du mariage, après quoi je l'informai à propos de Cissie. Elle ne répondit pas tout de suite mais son mari m'écrivit plus tard dans la journée. Ils étaient très affectés et nous adressaient tout leur amour et leur soutien à tous les deux. Deux jours plus tard, elle écrivit à son tour pour dire qu'elle était bouleversée et sans voix.

Chapitre 16

Aide et communication

Bien avant notre voyage à Charlottesville, j'avais franchi le cap consistant à me faire aider. Cissie représentait désormais un travail à plein temps et j'étais son principal aidant.

En décembre 2016, j'envoyai un message à un camarade de pension qui avait vécu lui aussi une existence d'expatrié. Il habitait Chicago à présent et il était sur le point de prendre sa retraite dans le Montana. Il m'avait écrit l'année précédente pour me dire que sa femme avait la maladie d'Alzheimer et qu'il avait été forcé de la placer dans une institution à Bozeman. "Cela faisait trois ans que j'étais son principal aidant, me disait-il dans son message, je n'y arrive plus". Je n'avais pas vraiment compris pourquoi. Dieu sait si j'allais apprendre la leçon !

Il connaissait Cissie. Son épouse et lui avaient vécu plusieurs années à Paris et nous les voyions alors régulièrement en société. Nous étions dans le même bateau même s'il avait fait plus de chemin que moi.

Il me répondit et il fut convenu que nous nous parlerions au téléphone. Il fallait compter avec un décalage horaire de huit heures. Je devais l'appeler d'un café à Passy pour que Cissie ne soit pas au courant. Nous entamâmes une relation périodique par mails et téléphone (des appels pouvant durer une heure et demie). C'est un vrai ami. Il a été là pour moi depuis lors. Nous avions noué des liens au pensionnat, que l'Alzheimer consolida. Nous sommes frères dans le même cauchemar. Je lui serai à jamais reconnaissant.

A l'occasion de notre première conversation téléphonique, il me conseilla de faire appel à un psychologue.

Plus tard il me raconta le jour où il avait emmené sa femme à l'institution :

"Nous avons pris l'avion de Chicago à Bozeman. Nous habitons à une centaine de kilomètres de la ville. Elle pensait que nous partions en vacances et dans l'avion, elle exprima sa joie de revoir la maison. En arrivant à l'aéroport, je lui expliquai que je devais aller chercher quelque chose à Bozeman avant de rentrer. Le personnel de l'établissement nous attendait ; ils m'informèrent qu'il serait préférable que je parle immédiatement en disant à ma femme que je la reverrais bientôt. Je fis ce qu'on me disait de faire. Ma femme ne savait pas du tout où elle était, qui étaient ces gens ni pourquoi elle était là. Elle piqua une crise quand elle comprit que j'allais la laisser là. Je remontai en voiture mais un kilomètre plus loin, je me garai sur le bas-côté et pleurai comme un bébé pendant une demi-heure. J'étais au désespoir, rongé par la culpabilité."

Je n'ai jamais oublié un seul mot de son récit.

Mon médecin et notre neurologue firent écho au conseil de mon ami à propos d'un psychologue.

"Je n'ai pas besoin d'un psychologue, avais-je protesté dans un premier temps. Tout va bien pour moi.

□ Faites-nous confiance, Peter. On ne peut pas gérer un tel défi tout seul. Il faut que vous parliez à quelqu'un qui puisse vous aider à évacuer la pression. Sinon, vous allez craquer."

Début 2017, je commençai à voir un psychologue une fois par semaine. Spécialisé dans le traitement des aidants, il comprenait parfaitement bien les incidences psychologiques de l'Alzheimer sur eux. Il parlait beaucoup de gestion du stress et de la notion de trouver du temps pour soi. Il insistait pour que je fasse une promenade en solo chaque jour pendant au moins quarante-cinq minutes si je ne trouvais pas d'autre moyen de me retrouver seul.

Au cours de nos premières séances, j'exprimai l'idée qu'une vieillesse heureuse ne m'était plus possible désormais.

Il me répondit quelque chose que je n'ai pas oublié :

"A ce stade de votre vie, Peter, et compte tenu de l'affliction de votre femme, ce n'est pas le bonheur que vous devez chercher, mais du sens."

Cela m'impressionna. Il voulait dire que c'était le moment de méditer sur nos vies, nos valeurs, d'estimer la qualité de nos vies et ce que nous ressentions quant à la manière dont nous avions vécu. Il y avait encore du temps pour aller manger un steak au restaurant avec des amis mais il était plus important de déterminer si j'étais satisfait de ma vie, et pourquoi. Le sens engendrerait en fait le bonheur.

Nous étions d'accord sur le fait que j'avais besoin d'aide à la maison, de quelqu'un qui puisse occuper Cissie au moins une fois par semaine pour me permettre de prendre vraiment du temps pour moi. Il existait de nombreux services ad hoc à Paris. Cependant le personnel était français et Cissie avait de moins en moins envie de s'exprimer dans cette langue. Dans l'idéal, il me faudrait une solution suédoise.

Je pris rendez-vous avec le diacre de l'Eglise suédoise qui jouait un rôle important dans la vie des Suédois expatriés à Paris. Il avait mis sur pied un groupe de dames destinées à porter assistance aux Suédois âgés qui avaient besoin d'aide à domicile. Je lui décrivis le cas de Cissie afin qu'il sélectionne la bonne personne. Cela ne pouvait marcher que si les deux femmes s'appréciaient et avaient des intérêts communs, tels que les affaires, la finance ou l'art.

Nous nous revîmes quelques semaines plus tard en compagnie de la femme qu'il estimait convenir. Elle connaissait Cissie mais elles n'étaient pas amies. Toutefois, elles avaient des relations communes. J'étais ravi. A ce stade, Cissie essayait encore de cacher ses difficultés à ses compatriotes et aurait refusé tout arrangement pour lui tenir compagnie.

Nous décidâmes d'un plan pour mettre cela au point. Une amie proche de Cissie devait l'inviter à déjeuner avec d'autres dames, dont notre bénévole. Elles pourraient ainsi se rencontrer dans une ambiance amicale et l'espérions-nous, se trouver des atomes crochus.

L'amie en question vivait près de chez nous.

Cela marcha comme sur des roulettes. Le déjeuner eut lieu, ce fut un succès et la dame de l'église raccompagna Cissie à la maison. Cissie me parla avec animation de cette dame charmante et intéressante qu'elle avait rencontrée au déjeuner. Elle trouvait qu'elle avait tellement de chance de se faire une nouvelle amie suédoise à son âge. Elle ne sut jamais que nous avions tout prévu. Elle avait une compagne à présent. Elles déjeunaient ou prenaient le café une fois par semaine à l'appartement, après quoi elles allaient faire une promenade. Cela fonctionnait bien. La plupart des amies de Cissie ignoraient encore sa maladie. Elles se rendaient bien compte que quelque chose n'allait pas mais se disaient que c'était sans doute l'âge. La dame de l'église était au courant, bien sûr.

Une amie célibataire nous invita à dîner un soir avant notre voyage aux Etats-Unis. Nous étions cinq. L'autre couple était américain ; nous les connaissions depuis des années mais il y avait quelque temps que nous ne les avions pas vus. La femme était une psychologue chevronnée. Cissie et elle s'appréciaient beaucoup.

Notre hôtesse savait pour Cissie et faisait partie de son groupe de conversation.

La soirée fut agréable mais Cissie parla très peu. L'autre couple partit en premier. Notre hôtesse et moi étions convaincus qu'ils ne s'étaient probablement aperçu de rien. Le lendemain, elle m'appela pour m'informer que la psychologue lui avait téléphoné pour la remercier et lui avait demandé ce qui n'allait pas chez Cissie. A l'évidence, en partant la veille au soir, elle avait dit à son mari qu'elle pensait que Cissie avait un problème. Elle était différente. Son regard avait changé. Elle n'arrivait pas à mettre le doigt dessus, mais Cissie n'était plus la même.

Je l'appelai à mon tour et nous eûmes une longue conversation.

"Qu'est-ce qui vous a fait penser que Cissie était différente ? lui demandai-je.

□ A l'apéritif, vous parliez avec mon mari, et moi avec Cissie. Elle m'a dit qu'elle voulait déménager à Stockholm. C'était son rêve. Elle n'arrêtait pas de le répéter chaque fois qu'elle ouvrait la bouche alors qu'a priori nous avions changé de sujet. Dans les premiers stades, les victimes d'Alzheimer évoquent leurs sentiments relatifs à leur lieu d'origine. Du coup, je me suis interrogée.

Ensuite à table, Cissie était assise à côté de vous et semblait hésiter à parler avec nous. Elle avait l'air de vous regarder comme pour que vous la guidiez ou que vous la réconfortiez. C'était subtile mais après notre conversation à l'apéritif, je l'ai observée pendant le dîner. Ce n'était pas la Cissie que nous connaissions. Mon mari n'a rien remarqué mais j'ai souvent vu ça dans ma vie professionnelle."

Je confirmai son pronostic. Ce matin-là, je compris que je devais dire la vérité publiquement.

Dès le début j'avais senti - et appris des autres - que lorsque les symptômes commencent à apparaître et que notre comportement en société change peu à peu (on commence à refuser les invitations, on ne va plus aux soirées au club, on s'éclipse de bonne heure à la fin des dîners), mieux valait dire les choses. Dans le cas contraire, les amis se feraient des idées, s'imaginant que nous n'apprécions plus leur compagnie. Ils pouvaient même se fâcher contre nous. Alors qu'une fois au courant, ils se rallieraient autour de nous, nous soutiendraient. Je ne m'étais pas trompé.

Début 2018, nos amis de Stockholm et de Gotland qui s'étaient trouvés chez nous le soir de l'incendie à l'appartement nous proposèrent de les accompagner lors d'une croisière dans les îles grecques en septembre. Sachant que nous songions à déménager à Stockholm, ils voulaient nous présenter des amis qui devaient eux aussi prendre part à la croisière.

Nous acceptâmes l'invitation mais au milieu des préparatifs, Cissie changea d'avis, refusant catégoriquement d'y aller. Sous prétexte que le bateau était trop gros. Elle ne se déciderait à venir que si le bateau était petit. Les croisières sur de petites embarcations sont nettement plus chers que sur les gros navires. Nos amis ne prirent pas très bien la nouvelle.

Je me sentais ridicule en suggérant un voyage outrageusement coûteux et en demandant à huit personnes que je connaissais à peine pour la plupart, ou n'avaient même jamais rencontrées, de repenser leurs vacances. Une fois encore, j'étais en colère, frustré, gêné. J'avais honte et je me sentais affreusement triste. Ce n'était pas la vraie Cissie ; je le savais. C'était sa maladie qui s'exprimait. Elle avait peur de se retrouver sur un grand bateau. Cela la terrifiait. Mais cela ne diminuait en rien la crainte que j'avais de nous être mis à dos nos merveilleux amis qui avaient voulu nous faire connaître du monde à Stockholm. Nous finîmes par annuler.

Le lendemain matin, je les appelai à leur appartement parisien. Il était parti pour Stockholm mais elle était là. Je lui demandai si je pouvais passer la voir car je voulais lui dire quelque chose. Elle accepta mais je sentis son appréhension. Je lui expliquai que Cissie souffrait de la maladie d'Alzheimer et qu'elle était épouvantée à l'idée de se perdre sur un grand bateau de croisière. Elle poussa un cri en apprenant la nouvelle.

La plupart de nos amis étaient au courant à ce stade. J'informai les autres au cours des semaines suivantes.

CHAPITRE 17

STOCKHOLM

Désormais j'avais un plan. Nous prendrions toute l'année 2018 pour décider si nous irions nous installer à Stockholm ou pas. C'était une décision énorme. Il fallait d'abord déterminer si c'était faisable. Le cas échéant, au cours de l'été, nous étudierions le marché immobilier afin de choisir un quartier, de visiter des appartements et d'établir si nous souhaitions acheter ou louer. Si tout cela se passait bien, nous mettrions notre appartement parisien sur le marché à l'automne, le déménagement étant prévu au printemps 2019.

J'étais inquiet, bien sûr. Aller vivre dans un nouveau pays avec une autre langue à nos âges, en compagnie d'une épouse malade qui plus est, compromettrait forcément ma propre existence. La plupart de nos amis proches au courant de ce projet, me trouvaient cinglé - noble, mais cinglé. Je pensais que c'était la meilleure solution pour Cissie, que cela lui donnerait un peu de confort et de bonheur avant que la maladie l'engloutisse. Au final, elle irait dans une institution pour Alzheimer en Suède, et mieux valait un tel établissement suédois plutôt que français ou américain.

Certains de nos amis suggérèrent que je la place dans une institution à Stockholm et que je parte m'installer en Floride. J'irais lui rendre visite en Suède chaque trimestre. Cela revenait ni plus ni moins à abandonner ma femme... comme un rat quittant le navire en perdition. Le bateau de Cissie était en train de couler mais je n'étais pas un rat. Cette option me paraissait impossible.

Je pris l'hiver et le printemps 2018 pour évaluer les implications d'un tel déménagement sur le plan sanitaire, financier et légal. Cela posait des problèmes en matière d'impôts, de droit de la famille, certains aussi en matière d'immigration me concernant. Les soins prodigués à Cissie à long terme importaient plus que tout, d'autant plus qu'elle finirait inexorablement dans un établissement. Il fallait que je procède méticuleusement ; j'avais besoin d'avis et de conseils professionnels.

Je fis appel au cabinet d'expertises Price Waterhouse (PWC) afin d'analyser les ramifications fiscales d'un tel déménagement et trouvai un avocat à Stockholm pour me conseiller quant aux critères de résidence, à l'accès au système de santé, aux testaments, à l'héritage, etc. J'étais de nationalité américaine, Cissie suédoise. Notre fils qui vivait et travaillait désormais à Londres, avait quant à lui, la double nationalité. Ce vaste projet avait incontestablement beaucoup de ramifications.

Cissie n'avait pas la moindre idée de ce que j'étais en train de faire. A ce stade, elle ne se serait pas intéressée aux détails de l'organisation, de toute façon. Mais elle voulait vivre à Stockholm.

J'eus la chance incroyable de pouvoir compter sur un ami suédois résidant à Stockholm pour prendre tous les contacts possibles. Il trouva le bureau de Price Waterhouse sur place ainsi que l'avocat en droit familial auquel je fis appel.

Mon ami connaissait bien le système de santé suédois, ainsi que le secteur immobilier. Il venait de prendre sa retraite en qualité de PDG d'une entreprise florissante et c'était désormais un membre actif de plusieurs conseils d'administration, notamment d'hôpitaux et maisons de retraite. Son épouse et lui ignoraient tout de la maladie de Cissie. Il fut un cadeau du ciel pour moi.

Je mis tout en route. Nous en étions à la phase un de mon projet.

Nous débutâmes l'année par un autre séjour à Palm Beach, en Floride. Nous devions aller aux Etats-Unis de toute façon pour signer de nouveaux testaments et puis je tenais à ce que Cissie jouisse d'un peu de temps clément pour rompre la monotonie de l'hiver.

J'avais prévu de réitérer le programme de notre séjour en 2017 avec deux semaines passées chez les mêmes deux couples. A deux exceptions près : pas de calculs rénaux ni changement d'avion à Atlanta ! Nous prendrions un vol Paris- Miami aller et retour en faisant le trajet en voiture jusqu'à Palm Beach. Je réservai une chambre à l'aéroport de Miami pour notre arrivée de Paris.

Après le drame survenu en classe affaires dû à la confusion de Cissie dont j'ai parlé plus tôt, nous arrivâmes à Miami après un vol très agréable, ayant bénéficié d'un service impeccable. Le temps que nous louions une voiture et trouvions l'hôtel, nous étions épuisés et nous couchâmes aussitôt.

Le lendemain matin, nous devions nous mettre en route pour Palm Beach – un trajet d'une heure et demie. Toutefois, durant la nuit, Cissie subit un nouvel assaut de reflux gastrique. La combinaison de ce problème et du décalage horaire nous empêchèrent de prendre la route. Cissie passa la journée au lit, misérable, et je réservai une seconde nuit dans notre chambre d'hôtel.

Dimanche matin, le reflux s'était tassé mais Cissie avait un peu de fièvre. La grippe était particulièrement sévère cette année-là. Il n'était pas question que nous la transmettions à nos amis. Il fallait que Cissie voie un médecin mais c'était compliqué de se rendre dans une clinique voisine sans GPS.

L'hôtel m'indiqua un médecin qui se déplacerait. Il me fit payer 1200$ pour une visite un dimanche et débarqua à midi en traînant derrière lui deux énormes valises qui contenaient des médicaments, une trousse d'analyse, un stéthoscope, etc. Je n'avais jamais rien vu de pareil. Quelle arnaque ! pensai-je. Cependant, il se révéla très compétent. Cissie n'avait pas la grippe. C'était juste le décalage horaire. Sa fièvre avait passé. Il lui donna du Tylenol et des vitamines et me fit un rabais sur ses honoraires. Nous nous mîmes en route.

Chez nos amis Cissie passa encore une journée au lit. J'allai jouer au golf avec notre hôte et deux de ses amis. Incapable de taper dans une balle, j'importunais les autres plutôt qu'autre chose. C'était horrible. Au 17ème trou, un des deux types me demanda ce que je faisais dans la vie avant ma retraite.

"J'étais golfeur professionnel", répondis-je.

Ils éclatèrent de rire et mon copain aussi se tordit. L'humour est toujours une bonne idée dans les situations délicates.

Cissie était debout le lendemain. Nous allâmes signer nos testaments américains chez un notaire. A la fin de la semaine, nous nous installions chez notre autre couple d'amis. Ils avaient prévu un dîner à la maison. Tout se passa bien mais notre hôte n'arrêtait pas de renifler.

Le lendemain matin, sa femme nous accueillit à la cuisine en nous annonçant que son mari avait la grippe. Il avait de la fièvre et tous les charmants symptômes qui vont avec. J'appelai Air France et réservai des places pour un vol à destination de Paris le soir même. Nous ne pouvions pas rester dans une maison où régnait la grippe en étant plus encore un fardeau pour nos amis. Et puis Cissie voulait rentrer. Je ne pouvais l'en blâmer. Nous regagnâmes Paris après cinq jours à Palm Beach. Tout le voyage avait été un véritable cauchemar.

Cissie et moi étions ravis d'être à la maison. Nous reprîmes rapidement la routine dans notre monde rétréci. Je faisais les courses, la lessive, la cuisine. Cissie se levait à neuf heures et demie, faisait la sieste de quatre à six et se retirait à neuf heures et demie si le film que nous regardions ne retenait pas son attention. Sa mémoire était si défaillante que je devais tout répéter plusieurs fois chaque jour.

"A quelle heure on dîne ?

□ Sept heures.

□ A quelle heure on dîne ?

□ Sept heures.

□ A quelle heure on dîne ?

□ Sept heures ?"

Je faisais partie du conseil d'administration de l'Ecole américaine de Paris qui se réunissait une fois par mois, le soir. J'étais en binôme avec une autre administratrice au sein du comité de l'avancement. C'était une veuve qui avait été présidente du conseil. A une occasion lors d'un événement annuel important à l'école où les conjoints étaient conviés, pendant le discours, je me retrouvai séparée de Cissie et à côté de mon binôme.

Cissie m'en voulait déjà de parler avec cette dame au téléphone au sujet des affaires du conseil. A partir de ce soir-là, elle la considéra comme une rivale. Elle me fit une scène quand nous rentrâmes à la maison et m'interdit dés lors de l'appeler de la maison. Je devais sortir et lui téléphoner de la rue. J'essayai en vain de convaincre Cissie que cette dame n'était pas si importante que ça. La paranoïa est l'un des symptômes de l'Alzheimer à un stade avancé.

C'était de plus en plus difficile d'aller aux réunions du conseil. Cissie oubliait où j'étais et me harcelait pour que je rentre. Cela ne faisait qu'empirer si les réunions se prolongeaient dans la soirée, ce qui se produisait fréquemment. Après l'une d'elles qui s'était terminée à une heure avancée, en rentrant à la maison, je découvris que Cissie m'avait enfermé dehors. Je l'avais laissée dans l'après-midi en lui précisant que je rentrerais tard. Elle était de bonne humeur ce jour-là. Nous étions sortis déjeuner et je lui avais préparé du saumon fumé pour le dîner. Elle n'avait pas eu l'air de m'en vouloir que j'aille à la réunion. Mais elle avait tout oublié et elle était furieuse que je ne sois pas rentré à neuf heures trente.

Je sonnai, l'appelai. Elle refusait de répondre. Ne voulant pas faire une scène dans le couloir, je passai la nuit à l'hôtel et retournai à l'appartement à sept heures trente. Elle avait déverrouillé la porte. Je l'engueulai copieusement en lui disant que si elle me refaisait ce coup-là, j'appellerais la police et lui ferais payer la réparation de la porte. Elle ne s'excusa jamais.

Le mois suivant, je devais faire une proposition à mes collègues du conseil et aux administrateurs de l'Ecole américaine de Paris relative à un changement important à apporter à notre programme de communications. Cissie m'appela au moment où je commençai et fit toute une histoire. J'étais obligé de répondre pour m'assurer qu'elle ne s'enfuie pas de l'appartement. Elle ne voulait pas me laisser raccrocher. Je m'excusai auprès du conseil, sortis de la salle afin de calmer Cissie et retournai à ma réunion, gêné. La présentation se passa bien et mes collègues se montrèrent compréhensifs mais en mon for intérieur, j'étais sens dessus dessous. En panique.

J'appelai mon binôme de la rue le lendemain et lui expliqua que Cissie avait la maladie d'Alzheimer.

"C'est ce que je craignais et je priais pour que ce ne soit pas le cas."

Elle consentit à ne rien dire aux autres membres. Je ne voulais pas risquer de compromettre mon efficacité au sein du conseil. J'envisageai de démissionner mais me ravisai. J'avais déjà renoncé à enseigner. Mon rayon d'activité rétrécissait et ce n'était pas sain. Le neurologue soutenait mordicus que je devais continuer à mener une vie aussi normale que possible. Cela voulait dire moins de temps à m'occuper de Cissie et plus de temps hors de l'appartement, loin d'elle. Je restai au sein du conseil et maintins mon association avec ma collègue devenue entretemps une amie précieuse.

Des Post it ici, des Post it là, des Post it partout.

Cissie avait d'excellentes compétences administratives. Elle constituait des dossiers admirables sur tous les sujets. Elle faisait des listes de choses à faire, de courses. Elle était très organisée. Son placard était bien rangé ; ses bijoux aussi. Ainsi que son bureau. A présent, sa maladie la dépouillait implacablement de ces vertus. Elle compensa son déclin cognitif en achetant des provisions de Post It pour une vie entière, qu'elle collait partout pour l'aider à faire face aux technicités de la vie domestique. Elle avait pris cette initiative lorsqu'elle s'était rendu compte qu'elle n'arrivait plus à se souvenir comment fonctionnait le vidéophone près de la porte d'entrée sans un Post it pour lui rappeler lequel des trois boutons était le bon.

Jamais à l'aise avec l'ère digitale, désormais, elle avait de la peine aussi avec nos deux téléviseurs. Elle ne se souvenait pas laquelle des deux télécommandes faisait quoi.

Elles étaient identiques. Il suffisait d'appuyer sur le bouton rouge de l'une pour allumer ou éteindre la télévision et le vert de l'autre pour enclencher la box. Ces deux boutons se trouvaient en haut à droite des deux télécommandes. Je notai la marche à suivre que je scotchai sur le mur de la cuisine et du salon près des téléviseurs, ainsi que la liste des cinq chaînes sur lesquelles nous regardions les informations en anglais.

Cissie mit aussi des Post it au dos des télécommandes. Ainsi que sur tous les appareils ménagers de la cuisine. Elle collait des listes partout, notamment des numéros de téléphone courants tels que celui de Chris à Londres. Elle affichait ses recettes préférées sur les murs ainsi que les rendez-vous prévus. C'était plus facile pour elle que de tenir un agenda.

A partir de 2018, elle n'était plus capable de gérer convenablement ses comptes bancaires. Elle en avait un à Passy et un autre à Stockholm. Des comptes courants et de placements dans les deux banques. Son amie de l'Eglise suédoise, directrice financière à la retraite, qui l'assistait dans ces démarches, la supplia de m'octroyer un droit d'accès à ses comptes afin de les gérer pour elle. Elle refusa. Son caractère indépendant et sa paranoïa grandissante eurent raison de cette initiative de bon sens.

Cissie avait un charmant conseiller à l'agence de sa banque à Passy. Elle ne voulait plus y aller seule. Lui aussi recommanda qu'elle me donne procuration. Nouveau refus. En écoutant leur dialogue à propos de son compte épargne et de ses placements, je m'émerveillais de sa patience. Il était évident qu'elle n'allait pas bien.

Je l'en informai par la suite et il m'avoua qu'il s'en était douté. Il m'assura qu'il ne procéderait à aucune transaction à la demande de Cissie sans m'alerter d'abord. Légalement je ne pouvais pas l'en empêcher à moins d'avoir procuration sur ses comptes. Il me supplia lui aussi de l'en convaincre.

Au printemps, PWC m'assura que sur le plan financier, déménager en Suède équivaudrait à rester à Paris. J'avais fait des progrès en matière de droit familial mais il me restait encore beaucoup à apprendre sur le système de santé suédois. En tout état de cause, j'en savais suffisamment pour organiser l'été à Stockholm.

Je louai l'appartement de nos amis pour six semaines à partir de la mi-juillet. Il se situait à Ostermalm, le quartier le plus agréable de Stockholm. Ils nous avaient invités à venir passer une semaine à Gotland pendant notre séjour. Ils nous prêtèrent aussi leur appartement une semaine à la fin mai afin d'établir les premiers contacts avec des agences immobilières. Par ailleurs je voulais voir mon ami si bien informé sur les questions de santé. Cissie était ravie d'aller à Stockholm en mai.

Nous passâmes une bonne semaine, comme prévu. Il faisait un temps magnifique. Nous sortîmes plusieurs soirs avec nos amis de Paris et d'autres rencontrés au cours de nos étés en Suède. Mon ami PDG et sa femme revinrent de vacances vers la fin de la semaine. Je les invitai dans un charmant restaurant et nous dînâmes dehors un soir particulièrement clément. Stockholm se situe tellement au nord que les nuits sont très courtes en mai et s'il fait beau, c'est magique.

Nous nous retrouvâmes au restaurant avec force effusions. Il était évident qu'ils étaient contents de nous voir et de parler de nos projets de déménagement. Nous commandâmes du champagne pour célébrer nos retrouvailles et cette soirée magnifique. Ils nous racontèrent leurs vacances. Cissie était assise à côté de la femme face à la vue tandis que son mari et moi étions face au mur du restaurant. Le dîner se passa à merveille. Les filles parlèrent un peu ensemble, nous de même. Alors que nous venions de commander le dessert, Cissie s'excusa pour aller aux toilettes. Elle ne semblait pas très sûre de la direction à prendre ; notre amie la lui indiqua.

Dès qu'elle fut partie, celle-ci me demanda comment j'allais.

"Très bien, répondis-je.

□ Et Cissie, comment va-t-elle ?" ajouta-t-elle d'un ton grave.

Je lui demandai pourquoi elle m'avait posé la question si sérieusement. Avait-elle remarqué quelque chose ? Les Suédois sont des gens directs. Elle me répondit que Cissie lui rappelait sa mère qui avait eu la maladie d'Alzheimer et qui était morte quelques années plus tôt. L'ambiance à la table changea radicalement.

Je leur expliquai où nous en étions avec la maladie de Cissie jusqu'à ce qu'elle nous rejoigne. Ils gérèrent parfaitement la situation.

Mon ami et moi eûmes une conversation téléphonique le lendemain ; nous nous mîmes d'accord sur les prochaines démarches à entreprendre et prîmes rendez-vous pour le mois de juillet. Ils étaient très tristes et quand j'informai nos autres bons amis de Stockholm, ils furent tous bouleversés.

Avant de retourner en Suède pour l'été, j'emmenai Cissie chez le neurologue pour un check-up. Il estima qu'il restait deux ou trois ans avant qu'il faille la placer dans une institution.

Nous arrivâmes à Stockholm début juillet. C'est le mois de vacances pour les Suédois. Stockholm était vide. De nombreux restaurants étaient fermés. Je comptais passer les deux premières semaines à rendre visite à des amis et à emmener Cissie faire des promenades en bateau dans l'archipel. Un paradis estival comportant non moins de 24 000 îles, du rocher aux grandes îles.

Nous nous installâmes à Karla Plan, situé à une vingtaine de minutes à pied du port, haut lieu de la Stockholm carte postale et point zéro pour tous les sites intéressants de la ville. Ajoutez à ce paradis les restaurants du bord de mer sur des bateaux.

Mon projet d'aller visiter d'autres endroits et amis ne se réalisa pas. Cissie n'en avait pas la force. Nous vîmes une poignée d'amis et en visitèrent quelques-uns dans l'archipel. Mais la plupart du temps, nous suivions la même routine.

Cissie se levait vers neuf heures et demi, comme d'habitude. Vers onze heures, elle était prête à sortir. Nous allions en ville dans un square près du port, puis dans un restaurant fusion asiatique appelé East. Un endroit très populaire avec une charmante terrasse. Cissie mangeait très peu désormais ; elle avait perdu beaucoup trop de poids. Mais il y avait un plat japonais dont elle raffolait et qu'elle commandait à chaque fois. Raison pour laquelle nous y allions trois ou quatre fois par semaine. Cela me plaisait aussi.

Après le déjeuner, nous faisions un peu de lèche-vitrines avant de regagner l'appartement par le port. Vers quinze heures trente, nous étions rentrés. Cissie faisait une sieste et se relevait vers six heures. J'allais acheter des provisions pour le diner et je faisais la cuisine. Sinon nous allions dans un bar à tapas sur Karla Plan. A neuf heures, nous étions couchés. Une répétition de Nice un an plus tôt.

Je me sentais vieux... Un vieil homme tout juste bon à s'assoir sur un banc dans un parc pour donner à manger aux oiseaux, à lire le journal et à regarder la télé après dîner. J'étais pris au piège dans le monde de plus en plus réduit de Cissie. Elle n'avait pas le choix ; moi si. Mais je désespérais de ne pouvoir en réchapper qu'en l'abandonnant, et comme je l'ai dit, c'était hors de question. Il faudrait qu'elle aille dans un centre spécialisé avant qu'un quelconque retour à la vie normale soit possible pour moi. La présence constante de sa maladie dans notre vie domestique sapait l'essentiel de l'énergie que j'avais à poursuivre d'autres intérêts normaux.

Dans Tendre est la nuit de F. Scott Fitzgerald, il est question d'un couple d'Américains sur la Côte d'Azur. La femme rentre d'un sanatorium. Le médecin explique au mari qu'il va lui falloir prendre soin d'elle à la maison et il ajoute : "Attention à la tyrannie du faible". Il l'avertit que celui-ci peut entraîner le fort vers le bas en consumant leur existence d'aidant. Je redoutais que ce soit vrai en songeant aux merveilleux étés que nous avions passés dans l'archipel. A jamais derrière nous.

Fagellbro, archipel de Stockholm, juillet 2008

"On a de la chance avec le temps cette année ! C'est une soirée parfaite pour notre réception !

□ Nous serons combien déjà ?

□ Dix dans le cottage rouge, sur la table longue", répondit Cissie.

Nous avions œuvré toute la journée aux préparatifs. Cissie était allée sur la jetée acheter du saumon cuit fumé provenant du Lax Boat du samedi. Ce fabuleux pêcheur-poissonnier venait à quai deux fois par semaine. Cissie pouvait y aller à pied. Moi je prenais la voiture pour aller au supermarché chercher le reste des provisions, m'arrêtant au passage à un stand au bord de la route pour acheter des fraises. Elles sont vraiment délicieuses en juillet en Suède.

Ce serait une fête splendide, ce dîner annuel pour nos amis que nous avions tant de plaisir à retrouver chaque année. Ils aimaient le vin blanc. Je m'étais assuré que nous ne soyons pas à court.

En juillet, le mois des vacances en Suède, il ne fait jamais nuit et tout le monde est d'humeur festive après les longs mois d'obscurité scandinave. Cissie ne faisait pas exception.

Elle adorait l'archipel et nos amis dont elle connaissait certains depuis l'époque où elle avait été hôtesse de l'air à New York. C'était sa soirée. Elle rayonnait.

L'air vibrait d'éclats de rire. Cissie était infatigable. A une heure du matin, nous fîmes griller des saucisses, une tradition suédoise lors des soirées de fête. Comme la nuit ne tombe jamais, les soirées s'éternisent. Nous allâmes nous coucher vers trois heures du matin.

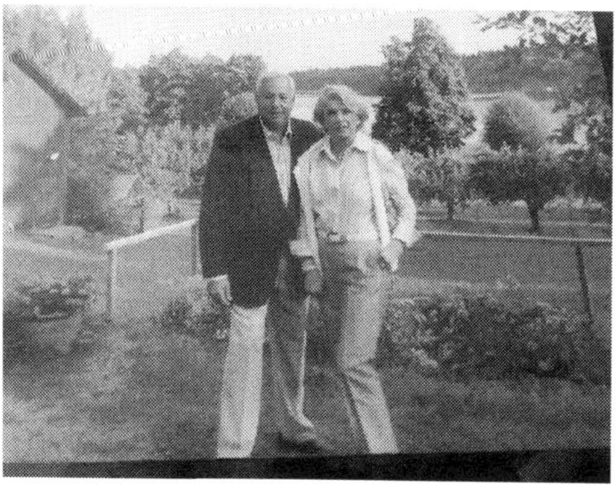

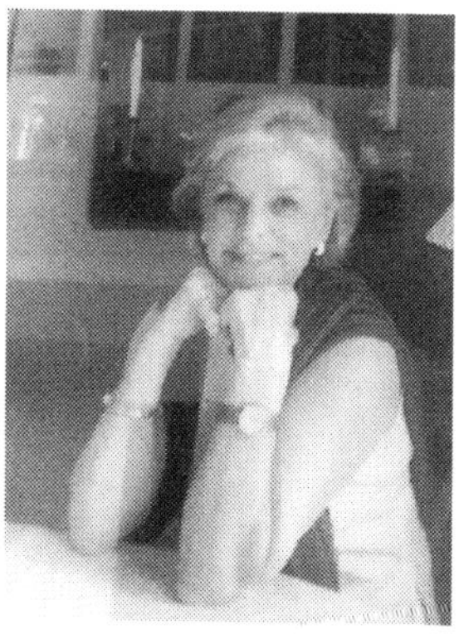

Les étés dans l'archipel de Stockholm :
Peter & Cissie en Juillet 2008 et Cissie en juillet 2010

Stockholm, Juillet 2018

Nous visitâmes des appartements dont un fabuleux, mais c'était prématuré. Néanmoins, nous décidâmes qu' Ostermalm serait notre lieu de résidence. Nous eûmes quelques journées distrayantes : visites de musée, longues promenades, ainsi qu'une soirée au célèbre Opéra surplombant le palais royal. J'insistai pour que nous fassions un tour en bateau dans l'archipel. Mais la plupart du temps : balade jusqu'à la ville, déjeuner à l'East et retour à la maison.

Début août, mon ami PDG et moi allâmes visiter un établissement de santé sur l'île de Sudemalm. Il faisait partie du conseil d'administration et son père y résidait. C'était parfait, mais il y avait une longue liste d'attente. Nous comprîmes en essence qu'il nous faudrait résider à Stockholm deux années avant d'obtenir une place pour Cissie. Le timing convenait. C'est tout au moins ce que je croyais.

Mon ami m'invita à manger un sandwich chez lui. Une amie avait emmené Cissie déjeuner dehors.

Mon ami ne tourna pas autour du pot.

"Peter, tu penses que ça va marcher pour toi ?"

J'avais envie d'écouter cet ami si compétent.

"Pourquoi me poses-tu la question ?

- Il vous reste deux ou trois ans à vivre ensemble. La vie à Stockholm sera passablement réduite par rapport à Paris où vous vous êtes bâti toute une existence."

Je reconnus que cela m'inquiétait.

Il clarifia son propos :

"Je ne me fais pas de souci pour toi. Tu te fais facilement des amis. Mais Cissie va se sentir isolée ici. Plus de cercle suédois et puis elle ne pourra pas sortir seule."

Je traduisis :

"Tu veux dire que nous n'aurons pas le soutien et les activités sociales dont nous jouissons à Paris, que nous sommes des denrées endommagées.

 C'est ça."

Je savais qu'il avait raison mais l'entendre de sa bouche fut une douche froide.

"Je te suggère de maximiser le temps qu'il vous reste à Paris. Ces quelques prochaines années sont trop précieuses pour gaspiller ce qu'elles pourraient représenter pour vous deux."

Les Suédois ne mâchent pas leurs mots. C'est une qualité et c'était un bon ami. J'allais y réfléchir.

La semaine suivante, nous devions nous envoler pour Gotland. L'aéroport de Stockholm était à quinze minutes de l'appartement. Le vol lui-même ne durait que quarante minutes et nos amis allaient venir nous chercher à l'aéroport de Visby. Cissie m'annonça qu'elle ne voulait pas y aller. Elle se fichait que nous perdions les billets ou que nous blessions nos bons amis qui avaient prévu une soirée en notre honneur. Elle n'en démordit pas et usa d'un langage abusif à propos de tout et de tout le monde.

J'informai nos amis de Gotland. Ils appelèrent tous les deux Cissie pour la rassurer, lui donner confiance, lui offrant toutes sortes de gages de leur affection pour qu'elle se ravise. En vain. Au cours des quelques jours qui suivirent, nous changeâmes d'avis plusieurs fois. Tout le monde devenait dingue. Au dernier moment, un agent immobilier appela pour nous dire qu'il ne pouvait nous montrer un appartement que nous désirions visiter qu'après la semaine que nous avions prévu de passer au Gotland. Cissie cherchait peut-être un moyen de sauver la face. Je l'ignore. En tout cas, elle se servit de ce prétexte pour revenir sur sa décision et nous allâmes à Gotland. Une fois sur place, elle s'en sortit plutôt bien.

A notre retour à Paris, j'étais accablé par le poids de la décision au sujet du déménagement à Stockholm.

Chris venait à Paris en week-end toutes les six semaines environ. Cissie se réjouissait toujours de le voir. Mais étant suédoise, elle ne manifestait guère son enthousiasme. Parfois, quand Chris était d'humeur folâtre, il sautait sur elle quand elle se reposait pour la chatouiller. Elle protestait vigoureusement chaque fois, le suppliant d'arrêter, tout en riant elle aussi.

Un soir, il la tira du lit dans sa robe de chambre et commença à danser avec elle dans la bibliothèque. Il l'entraîna dans une danse endiablée. Et le sourire de Cissie éclipsa le soleil ! Elle était si heureuse de danser avec son clown de fils. Elle l'adorait bien sûr et j'étais si content pour elle.

CHAPITRE 18
20 SEPTEMBRE 2018

C'était un jeudi. Une journée magnifique à Paris. Il fait souvent un temps superbe dans la capitale à l'automne. J'attendais ce jour avec impatience. Nous avions un dîner prévu avec des amis américains dans l'un de nos restaurants favoris dans le 7ème arrondissement. C'était aussi le jour de la première séance de mon groupe de lecture pour la saison 2018/2019, à la Bibliothèque américaine, de cinq à six heures et demie. Le chef du groupe et sa femme étaient très impliqués à l'American Library of Paris. C'est avec eux que nous devions dîner après la séance, à dix-neuf heures. Le restaurant était au coin de la rue.

Cissie ne sortait plus seule, sauf pour une course rapide dans les magasins du quartier. C'était trop dangereux. J'avais prévu de prendre un taxi après la réunion pour aller la chercher et nous ramener au restaurant. C'était notre nouveau mode de fonctionnement.

A 18 heures trente, je dis au revoir au groupe et informai mon ami que nous nous retrouverions au restaurant comme prévu. Je sortis de la bibliothèque, tournai à l'angle de la rue puis à gauche jusqu'à la station de taxis. J'indiquai mon adresse au chauffeur en lui précisant que nous ferions le trajet de retour avec ma femme. Il ne dit rien et me parut un peu étrange. Je m'installai à ma place préférée dans un taxi, à la fenêtre côté siège passager. Je ne mets jamais la ceinture à l'arrière.

Le chauffeur démarra et fit un demi-tour après le feu rouge, ce qui n'avait rien d'illégal. Nous étions en fait sur une petite place donnant sur plusieurs avenues. Je n'étais pas concentré mais trouvai qu'il tournait un peu vite. Soudain, il perdit le contrôle et fonça droit sur le feu rouge de l'allée centrale. Je n'eus pas le temps de réagir.

Le poteau faillit couper le moteur en deux. Je fus projeté violemment en avant et ma bouche heurta la barre métallique du repose-tête ajustable du siège avant. J'avais mal à la hanche gauche et j'étais désorienté. Le visage du chauffeur était couvert de sang. Je ne me souviens pas que son airbag se soit déclenché. Je saignais de la bouche et je n'arrivais pas à sortir du véhicule. Par la fenêtre je vis des gens assis non loin à une terrasse de café bondée qui regardaient avec curiosité la voiture accidentée et moi.

A Paris, une grande partie des ambulances d'urgence font partie du service des pompiers. J'eus l'impression qu'il en arriva une immédiatement. Un jeune pompier m'extirpa du siège arrière avec précaution et me mit sur une civière. Il prit mes papiers et son collègue et lui m'installèrent dans l'ambulance. Bien qu'assommé, je fus en mesure d'appeler à la maison.

"Bonjour, où es-tu ?

□ Cissie, j'ai eu un accident dans le taxi près de la bibliothèque et je suis touché. L'ambulance m'emmène aux urgences dans un hôpital. Je ne sais pas lequel.

□ Oh mon Dieu ! J'arrive tout de suite.

□ Non, reste à la maison pour le moment. Je t'appellerai de l'hôpital quand je saurai où je suis.

□ D'accord, mais appelle bientôt. J'attends près du téléphone. Ça va aller, toi ?

□ Je pense que oui, mais je crois que je suis blessé. Je t'appelle dès que possible."

Ensuite je téléphonai au restaurant où je réussis à joindre mes amis. Je leur demandai de s'occuper de Cissie. Ils partaient immédiatement à l'appartement. Je priai pour qu'elle leur ouvre la porte. Finalement j'appelai Chris à Londres. Nous nous mîmes d'accord pour qu'il prenne le premier Eurostar du lendemain matin.

Les pompiers me conduisirent aux urgences d'un hôpital public connu, à un quart d'heure du lieu de l'accident, toutes sirènes hurlantes. Le personnel médical me sauta dessus à l'arrivée. Le médecin ne tarda pas. Il prescrivit de la morphine, une radio de la hanche et quelqu'un pour me recoudre les lèvres. Le choc les avait presque coupées en deux et avait aplati mes quatre dents du bas. Elles tenaient toujours mais couchées sur ma langue ! Il fallut vingt-trois points de suture pour les lèvres. Merci la morphine !

Après la radio, on m'informa que j'avais une fracture du bassin. Ce serait douloureux mais cela guérissait tout seul. On reviendrait me voir le lendemain matin. J'appelai Cissie pour l'informer du diagnostic en lui précisant que Chris serait à l'appartement à dix heures. Il la conduirait à l'hôpital.

Nos amis furent fabuleux. Il alla chercher trois pizzas ; elle se porta volontaire pour passer la nuit sur place. Cissie avait peur, elle était inquiète, anxieuse, mais relativement calme. Notre amie ne la quitterait pas avant l'arrivée de Chris.

Cissie et lui vinrent me rendre visite le lendemain en fin de matinée. La pauvre Cissie ne dit pas grand-chose, mais Dieu, qu'elle était stressée. Fort heureusement, Chris l'avait prise en charge et me prit moi aussi en charge à l'hôpital. Je voulais juste rentrer à la maison ; l'hôpital accepta de me libérer après une consultation dentaire.

J'eus un rendez-vous l'après-midi avec le service dentaire pour me redresser les dents et les stabiliser, temporairement tout au moins. Ils pensaient que j'en perdrais probablement au moins deux. Chris m'assista durant tous ces épisodes et les démarches administratives jusqu'à ma décharge. Il nous épaula tous les deux et en voulais à mort au chauffeur de taxi. Ça n'allait pas se passer comme ça. Il fit appel à un avocat, déterminé à ce qu'on fasse un procès à la compagnie de taxis. Avec l'aide d'un de mes amis, il organisa tout pour mon retour à la maison.

A la fin de la journée, Cissie et Chris rentrèrent à l'appartement de leur côté tandis que je faisais le trajet en ambulance. J'étais incapable de tenir debout. Ce ne fut pas une mince affaire de me hisser au quatrième étage. L'ascenseur était trop petit. Merci la morphine !

Chris et un ami trouvèrent une aide-soignante à domicile pour s'occuper de moi. Je ne pouvais pas me lever et Cissie n'était plus la fille qui avait enveloppé un Sunday New York Times autour de mon pied le soir de nos noces. La dame était disposée à passer la nuit à la maison si nécessaire mais cela ne plaisait pas à Cissie. Au bout de trois jours, j'en vins à la conclusion que je devais aller au plus vite dans un centre de rééducation. Les soins à domicile ne suffisaient pas.

Une ambulance m'emmena dans une clinique orthopédique à Boulogne. Descendre un escalier était un cauchemar. On me donna une chambre individuelle A chaque étage, un médecin conservait les dossiers médicaux et les radios de tous les patients ; chaque jour j'avais la visite d'une kinésithérapeute. J'étais à plat dos sur mon lit et toujours sous morphine.

La morphine est un gaz heureux. Elle tue la douleur et fait de vous un comédien. J'en étais déjà un naturellement si bien que mes visiteurs s'émerveillaient de me trouver d'aussi bonne humeur. Merci la morphine ! Cissie ne pouvait pas rester seule à la maison et ne pouvait me rendre visite que si quelqu'un l'accompagnait. Plusieurs amies avaient accepté de se relayer à l'appartement. Cissie vint me voir une ou deux fois quand Chris venait de Londres le week-end. Il venait aussi souvent que possible et travailla même une semaine depuis Paris.

Trouver de l'aide pour Cissie n'était pas une mince affaire. Je passais au moins une heure par jour au téléphone pour mettre les choses au point, une autre heure, au bas mot, avec Cissie au bout du fil. Elle était dans un état de plus en plus terrible. Elle acceptait que des amies restent avec elle à l'appartement et puis elle changeait d'avis. Elle les adorait un jour ; le lendemain, elle les détestait. Elle pensait qu'elles venaient voler quelque chose ou boire notre vin. Elle se plaignait d'être seule et voulait que je rentre tout de suite. "Elles veulent juste mon argent. Elles ne m'adressent même pas la parole. Elles organisent des soirées et ne m'invitent pas. Je suis seule et je ne sais pas quoi faire. Je suis si malheureuse. Peux-tu rentrer à la maison tout de suite ? Elles veulent mon argent, c'est tout. S'il te plaît, ne raccroche pas. S'il te plaît, ne raccroche pas."

Cissie geignait, se plaignait, me suppliait ainsi jour après jour et ne me laissait pas raccrocher. C'était pitoyable. Pas une seule fois elle ne me demanda comment j'allais. Elle était totalement absorbée par son malheur. Tout ce numéro était une litanie des comportements bien connus des victimes d'Alzheimer à mesure que la maladie progresse. Cela ne me rendait pas la tâche facile alors que j'étais cloué sur un lit sous morphine. Ce n'était pas drôle non plus pour nos amis qui se mobilisaient pour l'aider et passer la nuit sur place. J'étais conscient de trop leur demander mais je n'avais pas le choix. Cissie n'aurait jamais accepté une infirmière ou quelqu'un d'étranger à la maison à ce stade.

De surcroît, mon état ne s'améliorait guère et la kinésithérapie était trop douloureuse. La kiné redoutait que j'aie des problèmes pour marcher à long terme, à moins de corriger la position de mon pied gauche. Ma jambe droite était normale, le pied droit à la verticale, alors que le pied droit était à plat sur le lit, dévisageant mon pied droit. Pourquoi cela n'inquiétait pas le médecin plus que ça, cela me dépassait. J'étais toujours sous gaz heureux. C'est un truc dangereux, on le sait. Et ça commençait à faire un bout de temps.

Un matin, la kiné interrompit ses manœuvres quand je poussai un hurlement de douleur et quitta brusquement la pièce. Elle revint avec ma radio qu'elle me montra. Il semblait que le fémur n'était pas dans sa cavité mais je n'en étais pas sûr et elle non plus. Convoqué, le médecin examina la radio comme si c'était la première fois et prescrivit immédiatement une IRM. Pour ce faire, on me trimballa une nouvelle fois à l'hôpital. Si vous voulez savoir ce que ressent un sac de pommes de terre, je serais heureux de vous le dire.

A notre retour à la clinique, le médecin m'attendait. L'hôpital l'avait appelée. L'IRM avait montré que j'avais une fracture de la hanche, et que celle-ci était sévèrement disloquée. Elle recommanda une opération le soir-même dans un hôpital partenaire à Boulogne. A ce stade, j'étais furibond et requis un time out. Je voulais un chirurgien en particulier dans le meilleur hôpital orthopédique de France, près de chez moi. J'avais déjà eu recours à leurs soins auparavant et je savais qu'ils étaient les meilleurs. Les urgences comme la clinique avaient cafouillé. Ça suffisait !

Trois jours plus tard, je fus opéré dans l'établissement de mon choix. Tout se passa bien. On me ramena à la clinique deux jours après l'opération. J'y restai un mois, plus longtemps que c'est le cas d'ordinaire parce que les muscles de mes jambes s'étaient atrophiés après deux semaines au lit. Il me fallut d'abord les renforcer avant de réapprendre à marcher.

Après l'opération, je cessai d'avoir mal ; le traitement à la morphine fut interrompu. Et sans elle, la réalité d'une longue rééducation et du malaise de la pauvre Cissie me frappa de plein fouet. Mon moral en prit un coup. Je crois que je commençai à m'apitoyer sur mon sort. La douleur pendant les deux semaines avant l'opération, l'outrageuse erreur de diagnostic aux urgences de l'hôpital, une période de récupération qui paraissait plus longue que la normale pour réapprendre à marcher, les plaintes et les critiques quotidiennes de Cissie, tout cela concourait à un sinistre tableau. L'avenir ne s'annonçait guère brillant.

J'étais désormais dans le service gériatrique de la clinique. La cheffe de service me prit en main : "Voudriez-vous voir un psychologue, monsieur Barnet ? Je pense que cela pourrait vous faire du bien". Je déclinai la proposition mais elle insista : "Vous avez beaucoup de soucis et je comprends que vous vouliez rentrer chez vous pour prendre soin de votre femme. Mais si vous ne cessez pas de lui parler autant pour vous concentrer sur votre guérison, vous ne sortirez pas d'ici avant un bout de temps."

Elle avait raison, bien sûr, mais c'était plus facile à dire qu'à faire. A mesure que les jours passaient, il devenait de plus en plus évident que Cissie s'enfonçait toujours plus avant dans une autre réalité. Elle continuait à se plaindre que les amies suédoises qui se relayaient auprès d'elle lui volaient des choses, buvaient notre vin, organisaient de folles soirées auxquelles elle n'était jamais invitée. Elle cessa de manger et souffrait de constipation. Je la suppliais de s'alimenter davantage.

Sa plus vieille amie de l'époque SAS habitait toujours à Copenhague. Elle proposa de venir passer une semaine à Paris auprès d'elle. Encore un don du ciel ! Elle prit bien soin d'elle, faisant toutes les courses, la cuisine, l'emmena en promenade et l'aida avec ses Post it et ses numéros de téléphone. Elle concocta des plats suédois et parvint même à la faire manger un peu. Nous parlions tous les jours. Il était évident qu'elle était de plus en plus stressée. Elle avait des ennuis de santé, ce qui ne l'empêcha pas de faire l'effort de nous aider. Je lui suis infiniment reconnaissant.

Vers la fin de ma période de rééducation, j'embauchai une jeune Suédoise pour tenir compagnie à Cissie et l'emmener chez les médecins si nécessaire. Ce n'était pas le choix idéal mais je n'avais plus d'autres munitions. A un moment donné, j'ai pensé que je pourrais commencer une nouvelle carrière chez Booking.com.

Un jour Cissie adorait cette fille, le lendemain elle la détestait. Elle commençait à paniquer à cause de ses problèmes de constipation et voulut aller consulter notre médecin dont le cabinet se trouvait près de chez nous. Mais elle refusait que la jeune fille l'accompagne. Faisant fi de mes supplications, elle se mit en route à huit heures du matin, déterminée à y aller toute seule.

Elle m'appela quelques minutes plus tard, paniquée.

"Il faut que tu viennes tout de suite, Peter. Je ne sais pas où je suis. J'ai oublié le chemin pour aller chez le docteur et je ne sais pas comment rentrer à la maison. Viens, tout de suite. J'ai peur. Il faut que tu viennes !"

Elle avait descendu notre rue et tourné à l'angle. Elle était perdue alors qu'elle avait longé cette rue tous les jours depuis vingt-deux ans. Pire, elle était terrifiée. Je ne pouvais pas voler à son secours, bien sûr. J'étais dans une clinique de rééducation.

"Calme-toi, chérie, lui dis-je d'une voix apaisante. Je suis là et je vais t'aider à rentrer à l'appartement. Ne t'inquiète pas. Il ne va rien t'arriver de grave. Nous allons te ramener à la maison ensemble avec l'aide de ton iPhone. Tu es prête ? Oui ? Très bien.

A présent, dis-moi, où te trouves-tu ? Tu vois la boulangerie ? Oui ? Parfait. A présent, tourne le dos à la boulangerie et regarde de l'autre côté de la rue. Tu vois le magasin de chocolats à l'angle ? Oui ? Super ! Maintenant vas vers la gauche jusqu'au passage clouté avec le feu rouge. Tu y es ? A présent regarde le feu et attends qu'il passe au vert. Il est vert ? Parfait ! Regarde à droite d'où viennent les voitures et traverse. Tu es devant le magasin de chocolats maintenant. C'est ça ? Tu te débrouilles comme un chef, Cissie! Bravo ! Je suis fier de toi. Tu es à mi-chemin de la maison".

Je la guidai jusqu'à l'appartement par téléphone, couché à plat sur le dos. La jeune fille l'emmena plus tard dans la journée chez le médecin, comme prévu. En arrivant à la maison, elle était calme. Moi j'étais épuisé et cela avant le petit déjeuner et la séance de kiné.

Par la suite, Cissie pensa qu'elle m'avait sauvé en organisant des visites à la clinique et en venant elle-même presque tous les jours me soutenir. Par ailleurs, elle était persuadée qu'elle était restée toute seule pendant mon absence. En réalité, il y avait quelqu'un auprès d'elle chaque nuit et on l'emmenait quotidiennement en promenade durant la journée. Elle n'était venue que trois fois en tout à la clinique.

Je ne la détrompai jamais. Cela n'aurait fait que blesser son amour-propre. Mieux valait qu'elle se voie en héros. Je la remerciai donc régulièrement et avec effusion durant les jours et les semaines qui suivirent.

Je rentrai à la maison le 31 octobre, encore un jour d'Halloween marquant dans nos vies récentes. Un ami me reconduisit un matin de bonne heure. Il m'aida à monter avec mes bagages. Je marchai encore avec une canne. En entrant, j'appelai Cissie. Quand elle apparut au bout du hall d'entrée, mon cœur sombra dans ma poitrine. Elle était si mince, si stressée, tellement effrayée, telle une enfant abandonnée dans un monde dangereux.

La semaine suivante, je l'emmenai chez le neurologue. Je pensais que mon accident et mon absence l'avaient fait basculer. Il reconnut que mon absence l'avait chambardée. J'étais son univers mais maintenant que j'étais de retour, elle reviendrait sans doute à son état d'avant l'accident. Il lui donna des remèdes plus forts, y compris un somnifère léger. Il avait tort.

J'étais ébranlé mais content d'être rentré.

CHAPITRE 19

CHUTE LIBRE

C'était merveilleux d'être de retour à la maison, ça l'était moins d'être à nouveau le principal aidant. J'avais enduré pas mal de choses ces deux derniers mois, et puis Cissie était entrée dans une nouvelle phase, plus exigeante.

Je fus assez horrible avec elle les deux premières semaines. Tout ce qu'elle faisait, ou n'arrivait pas à faire, m'agaçait. J'étais d'une humeur massacrante, incapable de réprimer ma contrariété et mon impatience. Je la critiquais sans arrêt. "Ne me dis pas que tu as encore perdu tes lunettes. Je t'ai dit de ne pas mettre la machine à laver en route. On a évité de peu une inondation. Pourquoi t'es-tu habillée pour le dîner ? Il n'est que trois heures. Regarde-moi ce placard. Quelle pagaille". Etc.

J'étais loin d'être guéri. Les médecins m'avaient dit qu'il faudrait six à neuf mois avant que je sois tout à fait remis. Je repoussai le déménagement à Stockholm. Même si nous décidions de partir, un déménagement au printemps semblait de la folie. Et Cissie irait-elle vraiment mieux ? Oh la la!

Je fis de nouveau appel à la gentille aide à domicile pour s'occuper des courses, m'aider à trier six semaines de courrier, etc. Elle avait de multiples talents et elle était charmante mais la paranoïa de Cissie faisait d'elle une chercheuse d'or déterminée à s'enfuir avec moi. Je fus contraint de renoncer à son assistance. Cela compliqua considérablement mon retour et j'en voulais à Cissie de m'avoir obligé à faire ça.

Quand je m'énervais, Cissie me suppliait d'être gentil avec elle. Pour finir je redressai mon navire turbulent et recouvris une meilleure humeur. J'avais honte de mon comportement envers ma femme si malade. J'étais parfaitement conscient que Cissie ne tenait plus le coup. La bataille n'était plus égale. Je sentais que je l'avais maltraitée comme on le ferait d'un animal domestique. J'avais l'impression d'être une brute. Je déteste les brutes.

Cissie avait réorganisé son placard et ses bijoux pendant mon absence. Cette femme méticuleuse dont les affaires avaient toujours été d'un ordre quasi militaire semblait à présent avoir été victime d'un pillage. Il fallut deux semaines pour trier ses bijoux et repérer les vrais parmi toute une pile de bijoux fantaisie. Elle me fit la guerre pour en revenir à l'approche "pillage".

Je finis par mettre les bijoux de valeur à l'abri dans notre coffre dont je gardais la clé. Une belle pièce manquait, qu'on ne retrouva jamais. Une amie proche parmi celles qui avaient tenu compagnie à Cissie appela un jour pour demander si j'avais vu sa bague qu'elle pensait avoir perdu dans notre appartement. Je passai le tout en revue et finis par bonheur par la trouver.

Nous avions deux clés pour la cave à vin au sous-sol. L'une d'eux avait disparu. Cissie accusait la jeune fille que j'avais renvoyée d'avoir essayé de nous voler. C'était sûrement elle qui avait la clé manquante !

"Appelle-la et dis-lui de la rapporter. Sinon j'appelle la police pour qu'on l'arrête.

□ Cissie, je te jure qu'elle ne l'a pas. Tu es injuste envers elle."

Après maintes tergiversations, je me résolus à l'appeler. Elle m'assura qu'elle ne l'avait pas, qu'elle l'avait remise dans le tiroir de la table du hall d'entrée où nous gardions les clés. Cissie ne voulait pas en démordre, persuadée que la jeune fille était une voleuse et qu'avec la complicité de son petit ami elle avait dérobé ce que nous avions de précieux à la cave.

Je fis faire un double pour l'apaiser. Quelque temps plus tard, en rangeant son armoire je dénichai la fameuse clé dans la poche de son blazer. Nous disposions désormais de trois clés.

Depuis deux ans déjà nous cherchions des choses qui n'étaient pas à leur place mais c'était différent désormais. Cissie cachait des objets pour les mettre en sécurité. Ils n'étaient plus seulement déplacés mais dissimulés, et elle ne se souvenait ni de les avoir cachés ni ce que nous cherchions. Pendant tout ce temps, j'avais des séances de rééducation à la maison. Je pouvais désormais me passer de la canne.

Nous retournâmes voir le neurologue à la mi-décembre. Il n'était pas content de ce qu'il observa chez Cissie ni du rapport que je lui fis de la vie à la maison. Il lui prescrivit un tranquillisant et un antipsychotique. Je ne donnai que le tranquillisant à Cissie. L'antipsychotique me faisait peur.

Noël approchait. L'année précédente, nous l'avions fêté à Londres avec Chris et sa fiancée. Nous avions failli ne pas y aller parce que Cissie en trébuchant était tombé en sortant d'un cinéma sur les Champs-Elysées la semaine précédente. C'était arrivé si vite que je n'avais pas pu la retenir. Elle était tombée en plein sur la figure.

Le lendemain matin, elle avait l'air du perdant dans un match de boxe – le visage noir et bleu. Elle parvint bon an mal an à arranger ça et accepta de partir après que je lui eus promis d'obtenir un fauteuil roulant et de l'aide à l'embarquement dans l'Eurostar. Elle se remit vite. Je découvris par la même occasion que le moyen le plus rapide pour un aller Paris-Londres était le fauteuil roulant. Nous évitâmes les files d'attente et eûmes la priorité aux contrôles de sécurité.

New York, septembre 1980

Cissie n'était pas sûre de vouloir un enfant. Son arthrite rhumatoïde faisait rage ; elle avait peur de devenir invalide. Cela l'inquiétait d'avoir un enfant dans ces circonstances. Nous en discutâmes avec son gynécologue et son rhumatologue. Ils estimaient tous les deux qu'avoir un enfant lui donnerait un nouveau but dans la vie en amoindrissant de surcroît le risque d'être handicapé. De plus, il était clair que je désirais un enfant.

Cependant, le processus de la conception allait s'avérer un peu plus compliqué. Il fallait d'abord sevrer Cissie de son traitement contre l'arthrite, ce qui prendrait environ deux mois. Les remèdes qu'elle prenait l'empêcheraient probablement de tomber enceinte mais si c'était le cas avant qu'elle soit pleinement sevrée, un avortement serait nécessaire, le fœtus n'étant pas viable. Une fois sevrée et enceinte, cependant, l'arthrite passerait au cours de la grossesse pour réapparaître malheureusement après la naissance. Il lui faudrait reprendre le traitement. Nous décidâmes d'essayer d'avoir un enfant.

Christopher naquit le 18 septembre 1980. Cissie et moi avions 37 ans. Un mois plus tard, Cissie faillit mourir d'un choc toxique. Son obstétricien avait laissé un peu de placenta dans son organisme, et cela fit l'effet d'une bombe. Elle passa une semaine en soins intensifs et se remit pleinement, mais mettre notre fils au monde avait été un événement hors du commun. Compte tenu de son âge et de tout ce qui précède, il n'était pas question d'avoir un deuxième enfant. Mais nous étions tout heureux d'avoir Chris. Nous formions désormais une famille à trois.

Paris, décembre 2018

Chris et Tanya devaient venir passer cinq jours à la maison. Nous avions prévu de les emmener au restaurant le 23 décembre, de passer le réveillon de Noël à la maison avec un apéritif en compagnie d'amis proches suivi, après leur départ, du fameux smorgasbord de Noël de Cissie pour nous quatre. Chris voulait une dinde pour le jour de Noël. Tanya et lui se chargeraient des préparatifs. Le lendemain, nous mangerions les restes et nous avions des billets pour la séance de l'après-midi au Cirque de Pékin près du parc Vincennes. C'était une tradition chez nous lorsque nous passions les fêtes à Paris et nous adorions y aller.

C'était un bon programme. Nous nous dispensâmes d'une autre tradition : la messe de minuit à la cathédrale sur l'île St. Louis. Cissie adorait cette église et il y avait un chœur merveilleux à la messe de minuit. C'était trop pour elle désormais. Cela m'attristait beaucoup. Nous avions beaucoup de cuisine à faire et trop de nourriture mais cela emplirait les journées de vacances passées à la maison sans exercer la moindre pression sur Cissie.

Notre première soirée au restaurant se passa bien. Cissie apprécia mais maintint une certaine distance avec Chris et Tanya. Son attitude se prolongea tout au long de la journée du 24 mais j'étais trop occupé à préparer le smorgasbord pour le remarquer. Chris n'avait rien vu non plus.

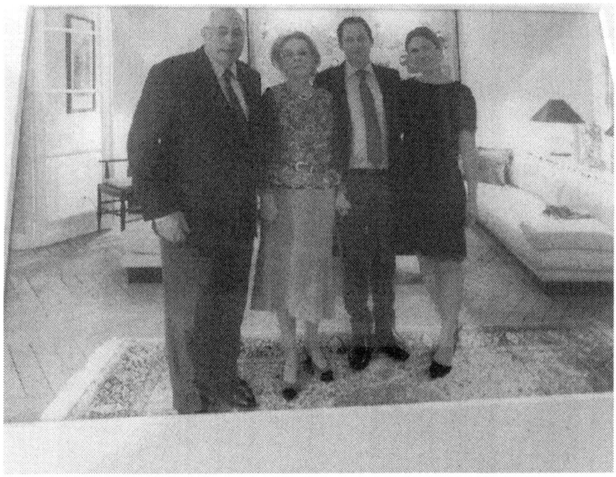

Dernier Noël à la maison avec Tanya et Chris, 2018

Pendant l'apéritif avec nos bons amis, je surpris le mari à secouer la tête de droite et de gauche en se marmonnant à lui-même : "C'est tellement triste".

Nous étions assis autour de la grande table basse du salon. Il était en face de Cissie. Je servais le champagne. Ces amis nous rendaient souvent visite et ils étaient parfaitement au courant de la maladie de Cissie.

A la première occasion, je lui demandai pourquoi il secouait la tête ainsi et si c'était à cause de Cissie.

Sa réponse m'ébranla.

"Oui, fit-il, je ne crois pas qu'elle sache qui est Chris."

Le lendemain matin, Cissie me dit qu'elle trouvait Chris vraiment sympathique.

"Bien sûr, répondis-je d'un ton plutôt désinvolte, c'est notre fils.

□ Ah bon, s'exclama-t-elle. Je regrette de ne pas l'avoir connu quand c'était un petit garçon.

□ Cissie, qui suis-je ? enchaînai-je.

□ Tu es mon père", me répondit-elle.

J'allai à la cuisine aider Chris et Tanya à préparer le repas de Noël. Et leur rapportai cet échange avec Cissie. Chris en fut bouleversé.

Nous étions tous atterrés et nous nous réfugiâmes dans un débat sur la meilleure façon de cuire la dinde. Chris et moi étions d'accord sur le fait que s'appesantir sur le déclin de sa mère ne serait d'aucun bénéfice pour elle et ne ferait que nous déprimer. Nous devions continuer aussi normalement que possible. Si nous étions de bonne humeur et tout à l'esprit de Noël, cela aurait un effet positif sur elle. Se vautrer dans la tristesse ne serait bon pour personne.

Le cirque de Pékin est un spectacle destiné plutôt aux adultes, sans clowns ni animaux. L'accent est mis sur les acrobaties et la gymnastique à un degré stupéfiant. Les costumes et la chorégraphie sont époustouflants. Cissie et moi en raffolions de même que Chris et Tanya. J'avais acheté les meilleures places qu'offrait ce théâtre aux allures de stade. C'était devenu mon cadeau de Noël habituel pour toute la famille.

Cette année-là, toutefois, Cissie ne s'enthousiasma pas à grand renfort de "ooh" et de "ah" comme les fois précédentes. Elle resta assise tranquillement pendant tout le spectacle sans guère d'expression ni d'animation. Elle n'était pas vraiment là. En sortant de la salle, elle parla avec Chris comme si elle avait affaire à un étranger. Ensuite, Chris et Tanya s'en furent de leur côté explorer la capitale. Cissie et moi rentrâmes en métro. Nous marchâmes tranquillement jusqu'à la bouche de métro et nous assîmes tout aussi tranquillement dans la rame en nous tenant par la main.

Chris et Tanya rentrèrent à Londres le lendemain. Ils avaient été merveilleux. Nous manifestâmes tous ce flegme si britannique. Cependant nos adieux discrets témoignaient de notre tristesse. Nos amis avaient pris une photo de famille en grande tenue le soir du réveillon de Noël. Tanya s'était précipitée dans un magasin de photos pour l'imprimer et acheter un cadre. Elle me l'avait donné avant de partir et j'avais pleuré. La photo est toujours sur ma table de chevet. Souvenir du dernier Noël de Cissie à la maison.

Après le départ des enfants, nous allâmes déjeuner dans un petit restaurant Italien, voisin de la boutique préférée de Cissie. Elle adorait le designer italien Fabiana Filippi et j'avais promis de lui acheter un cadeau de Noël dans la boutique. Nous apprécions beaucoup le restaurant en question et conversâmes agréablement. Cissie semblait assez normale.

Je lui demandai à nouveau qui j'étais.

Elle me répondit une nouvelle fois sur un ton affirmé : "Tu es mon père".

Dans la boutique, nous choisîmes un pantalon d'hiver, un pull et une ceinture, le tout fabuleux. Cissie ne tarda pas à m'appeler de la cabine d'essayage pour que je l'aide. Elle commençait à avoir de la peine à s'habiller.

Les vêtements lui allaient divinement. Nous les achetâmes mais à l'évidence, la vendeuse avait remarqué que quelque chose n'allait pas chez Madame.

A partir de là, tout s'effondre.

Le lendemain, Cissie m'annonce qu'elle veut rentrer à la maison. Elle était juste venue là pour les fêtes et maintenant elle souhaitait retourner chez elle à Göteborg. Elle me demanda son passeport et commença à faire ses bagages. Je lui expliquai qu'elle était chez elle, dans son appartement à Passy. Nous y vivions depuis plus de vingt ans.

"Quelqu'un l'a décoré sournoisement pour ressembler à mon appartement, mais jamais je n'habiterais dans un horrible quartier comme celui-là, répliqua-t-elle. Et je ne suis là que depuis quelques jours."

Je protestai en disant que nous vivions dans un quartier très prisé. Elle ne voulut rien entendre.

Plus tard je lui demandai comment elle comptait rentrer chez elle.

"En taxi", me répondit-elle.

Je répliquai que Göteborg se trouvait à deux heures d'avion de Paris et lui demandai qu'elle était son adresse là-bas. Elle ne sut répondre.

" Ce pourrait-il que ce soir rue Raynouard ?

□ Oui, c'est ça".

C'était notre adresse à Paris. Elle insista pour avoir son passeport. J'avais depuis longtemps pris possession de ses papiers d'identité et de ses cartes de crédit. Elle menaça d'appeler la police et l'ambassade de Suède pour me faire arrêter. Elle essaya à plusieurs reprises de sortir de l'appartement. Je dus verrouiller la porte d'entrée, ce qui la rendit folle furieuse. Elle exigeait de récupérer son portefeuille et ses cartes de crédit et ne se calma pas tant que je n'avais pas cédé. Après quoi elle alla les cacher et je passai des heures à les chercher. Ce manège dura plusieurs jours. J'ai cru que j'étais sur le point de craquer.

Puis son humeur changea. C'était le Nouvel An. Je la persuadai de regarder une partie des festivités à la télévision. Quand nous allâmes nous coucher, elle se blottit contre moi et nous dormîmes ainsi toute la nuit. Cette tendresse se prolongea aussi la matinée.

Plus tard dans la journée, elle me demanda :

"Penses-tu que nous devrions le dire à Chris ?

□ Lui dire quoi ?

□ Que nous vivons ensemble et que nous sommes amoureux ?

□ Je crois qu'il le sait", répondis-je.

Elle sourit : "Je suis si contente que nous nous soyons rencontrés".

Le premier jour ouvrable de janvier, j'appelai le neurologue et lui relatai les derniers événements. J'avais désespérément besoin d'aide, et les nerfs en pelote. Il insista pour que je fasse prendre à Cissie l'antipsychotique pendant trois jours, et que je le rappelle ensuite. Les pilules firent d'elle une furie mettant son placard à sac, cachant des choses et menaçant de s'enfuir pour se rendre dans son appartement. Les amis que nous avions vus le soir du réveillon de Noël nous invitèrent à déjeuner séparément. Nous nous retrouvâmes après coup. La femme paraissait exténuée.

Je téléphonai au neurologue. Il recalibra le dosage du remède et il fut entendu que si Cissie ne se stabilisait pas, il l'hospitaliserait pour des examens complets. Cela ne me réjouissait guère, je redoutais qu'elle soit encore plus désarçonnée loin de la maison. Mais je reconnus que nous n'avions pas le choix.

L'ajustement du dosage améliora un peu les choses mais pas suffisamment. Le neurologue décida d'hospitaliser Cissie pour une semaine à partir du 17 janvier. Durant nos derniers jours à la maison, nous nous blottissions l'un contre l'autre toutes les nuits. Elle me disait à quel point elle m'aimait, qu'elle n'avait jamais été aussi heureuse de sa vie. Mais au matin, elle était à nouveau malheureuse. Elle se mettait à pleurer en me disant qu'elle refusait d'être comme ça. "Si je ne vais pas mieux, je me tuerai".

Je réagissais avec fermeté en lui disant que c'était des bêtises, que ça allait aller mieux. La connaissant, je redoutais que cette menace qu'elle proférait ne soit pas en l'air.

Deux soirs avant la date prévue pour l'hospitalisation, nous dînâmes avec un couple d'amis français que nous n'avions pas vus depuis longtemps parce qu'ils étaient loin de Paris.

Des amis merveilleux, de longue date, qui m'avaient écrit de Grèce pour exprimer leur inquiétude et leur soutien suite à mon accident. Mais je ne leur avais pas parlé de Cissie. Ce matin-là, je les appelai pour les informer de la situation. Ils ne firent guère de commentaires mais proposèrent d'apporter de quoi dîner simplement à la maison et j'acceptai.

Cissie était très contente qu'ils viennent. Elle s'était habillée de bonne heure. Elle perdait de plus en plus la notion du temps.

Ils débarquèrent avec un poulet rôti, du céleri rémoulade, des tranches de jambon, de rôti de bœuf, du fromage et, bien entendu, une baguette tradition. Nous ouvrîmes une bouteille de champagne dans la cuisine.

Cissie déclara à notre amie qu'elle était ravie de les avoir à dîner et désolée de ne pas avoir pu les recevoir chez elle. "Ce n'est pas mon appartement, vous savez".

Avertis, nos amis jouèrent leur rôle gracieusement. Ils téléphonèrent le lendemain pour m'assurer de leur soutien.

Pour notre dernière soirée à la maison, je préparai le plat préféré de Cissie : saumon et pommes de terre à l'aneth. Nous avions fait son sac dans l'après-midi. Elle voulait aller à l'hôpital. Elle se savait malade et espérait qu'ainsi, elle irait mieux. L'hôpital avait prévu une chambre individuelle. Nous étions attendus dans le milieu de la matinée.

CHAPITRE 20

L'HÔPITAL AMÉRICAIN DE PARIS

Nous prîmes possession de la chambre comme prévu. L'infirmière nous informa que le médecin nous verrait un peu plus tard, qu'une batterie de tests médicaux était programmée dans l'après-midi ainsi que la visite d'un psychiatre qui travaillait en liaison avec le neurologue. Après quoi on ajusterait le traitement antipsychotique.

La préposée arriva pour enregistrer la commande de Cissie pour le déjeuner : deux ou trois choix distincts pour chaque plat. Nous défîmes ses bagages, elle enfila la blouse d'hôpital, etc.

Cissie pesait quarante-deux kilos sur la balance. Elle avait perdu onze kilos depuis que l'Alzheimer avait jeté son dévolu sur elle, dont neuf au cours des six derniers mois. Elle ne manifesta guère d'intérêt pour les repas à l'HAP.

La première journée se passa comme prévu. Cissie était relativement calme parce qu'elle était occupée par tous les examens et les visites du médecin. Je restai auprès d'elle jusqu'à ce qu'elle ait dîné. Elle était anxieuse lorsque je partis mais pris ses remèdes.

En arrivant le lendemain à dix heures, je la trouvai terriblement agitée. Elle m'expliqua que l'infirmière de nuit était à la tête d'un gang criminel de soignants qui l'avaient emmenée à l'aéroport où ils conservaient leurs marchandises volées, après quoi ils avaient essayé de l'obliger à se prostituer avec d'autres patients. Elle avait refusé et essayé de s'enfuir mais ils l'avaient remise dans cette chambre.

La psychiatre arriva peu après. Elle estima que le nouveau dosage était peut-être trop fort. Cissie avait déliré pendant la nuit. Le neurologue décida néanmoins de maintenir le dosage un jour de plus.

Au cours des deux années précédentes, nos neurologues avaient prescrit divers traitements quotidiens pour Cissie. Principalement de l'Exelon et de l'Ebixa, comme alternative. C'était les deux seules drogues considérées comme des candidats sérieux pour ralentir l'évolution de la maladie d'Alzheimer. On y recourait partout dans le monde. Un patch rond collé sur la peau près du cou administrait l'Exelon. On le prescrivait selon deux dosages successifs pour permettre à l'organisme de l'absorber progressivement. Tous les trois jours, nous devions déplacer le patch devant ou derrière son cou.

Je lui posais les patchs et les retirais selon les instructions. Cissie les acceptait sans se plaindre. L'Exelon ne lui faisait aucun effet à part la constiper. Cela la contrariait beaucoup ; nous allâmes plusieurs fois chez des médecins pour qu'ils augmentent le dosage de ses médicaments. La constipation est un effet secondaire connu mais dans le cas de Cissie, le diagnostic était plus compliqué parce qu'elle mangeait très peu désormais et perdait du poids.

Elle refusait le raisonnement selon lequel en mangeant si peu, elle aurait encore plus de mal à aller à la selle. A un moment donné, le neurologue, frustré, prescrivit une radio de son appareil digestif pour lui prouver qu'elle n'était pas constipée. Le radiologue confirma que tout était normal. Cissie en fut soulagée bien qu'à moitié convaincue.

Nous passâmes à l'Ebixa pendant plusieurs mois mais là encore pas de résultats notables.

Notre neurologue supprima ce remède à l'été 2018. La Sécurité sociale ne remboursait plus ni l'Exelon ni l'Ebixa car il n'y avait pas assez de preuves de leur efficacité, et certainement aucune concernant

Cissie. Fort heureusement, elle se plaignit moins de ses problèmes de constipation après l'arrêt des traitements.

Les psychotiques ont pour but de calmer et de contrôler les patients souffrant d'un Alzheimer avancé mais ils doivent être calibrés avec précision de peur qu'ils aient l'effet inverse. Ce sont des médicaments puissants administrés dans le cas de plusieurs troubles mentaux, pas seulement l'Alzheimer.

Pour l'heure, à l'hôpital, ils lui donnaient du fil à retordre. Je suis convaincu que l'on trouvera un remède un jour parce qu'il y a l'argent, les efforts et la volonté nécessaires pour y parvenir. Mais en dépit d'innombrables essais et d'investissements importants, à ce jour il n'existe aucune drogue apte à ralentir ou inverser le cours de la maladie d'Alzheimer. Je crains que les avancées futures n'arrivent trop tard pour Cissie.

Cissie eut à nouveau un coup de folie la nuit suivante et cette fois-ci, elle alla se balader dans l'hôpital. On la retrouva à trois heures du matin en sous-vêtements dans la salle des urgences. C'était loin de sa chambre – un étage en dessous et à une certaine distance. Le personnel de nuit n'avait pas la moindre idée de la façon dont elle avait pu atterrir là. Le lendemain matin, je requis un garde de nuit pour faire le planton devant sa chambre. Le neurologue allégea le traitement et s'entretint avec son équipe. Il demanda à me voir dans son bureau à dix-neuf heures.

Je restai auprès de Cissie pendant son dîner à six heures. Elle paraissait plus calme et regarda un peu la télévision. Enfin, si l'on veut ! Je ne cessais de la réconforter et de l'assurer de mon amour. Après quoi, j'allai voir le neurologue. Il était avec des patients et un certain chaos régnait dans son bureau. Il avait pris du retard et me demanda de patienter. Finalement il me fit appeler.

Il n'y alla pas par quatre chemins :

"Monsieur Barnet, vous devez trouver une place dans une institution pour votre femme. Elle souffre d'un Alzheimer sévère et ne peut rentrer à la maison. Elle nécessite des soins à plein temps".

J'avais toujours su que ce moment arriverait. Je savais aussi que je ne pouvais plus gérer la vie domestique depuis mon retour de la clinique orthopédique. Pourtant, je me rebiffai. Je me figeai, cramponné des deux mains à son bureau. Il tendit le bras et posa une main sur les miennes, fermement.

"Ecoutez-moi, reprit-il d'un ton affirmé. Je ne peux pas sauver votre femme mais je peux vous sauver, vous ! Regardez-vous. Vous êtes au bord de la dépression. Si vous continuez comme ça, vous n'en sortirez pas vivant. C'est mon opinion mais c'est aussi la science qui vous parle. Je vous le dis, il faut vous arrêter. Vous avez tenu le coup plus longtemps que la plupart des conjoints aidants. Vous avez fait tout ce que vous pouviez et davantage. Si vous voulez prendre soin de votre femme pour le restant de ses jours, il faut vous arrêter. Maintenant ! Sinon, vous ne vivrez pas assez longtemps pour y arriver. Rentrez chez vous à présent. Servez-vous un verre de vin et mangez un morceau. Je vais vous prendre un rendez-vous dans la matinée avec la directrice du service social de l'hôpital. Revenez me voir demain à dix-neuf heures."

Il avait raison, je le savais. Il avait raison de m'ordonner d'agir ainsi. Je rentrai à la maison en titubant et me versai une bonne rasade de whisky. J'étais soulagé en un sens mais j'étais triste aussi comme je ne l'avais jamais été de ma vie. Cissie ne reverrait plus jamais son magnifique appartement et j'étais seul à présent. J'appelai notre fils, Chris.

Il avait commencé à me conseiller de placer sa mère dans un établissement depuis qu'il avait été témoin de son comportement à Noël. "Papa, me dit-il, maman a décliné bien au-delà de ce que tu peux gérer. Tu as été fantastique mais à présent il faut que tu penses à toi. Je suis tout à fait d'accord avec le médecin. Tu dois prendre soin de toi maintenant, tu dois être fort. Tu es allé au-delà du possible. S'il te plaît, suis le conseil du médecin. Je t'en supplie. Je t'aime et je ne veux pas te perdre. J'ai perdu ma mère. Je ne veux pas être orphelin".

Le lendemain, je rendis visite à Cissie. Elle était relativement calme et très contente de me voir. Elle n'avait pas fui cette nuit-là. En revanche, comme elle avait toujours son portable, elle avait tenté de convaincre l'infirmière de nuit de m'appeler à l'aube pour la sortir de là et la tirer des griffes de ses méchantes infirmières. Elle n'arrivait plus à se servir de son téléphone sans l'aide de quelqu'un.

J'allai à mon rendez-vous avec la directrice du service social. Le neurologue l'avait briefée. Elle m'informa que le médecin cherchait un stade intermédiaire pour réguler le traitement. Il m'expliquerait tout cela le soir. Elle m'annonça aussi que les institutions destinées aux malades atteints de troubles de la mémoire étaient généralement pleines et qu'il faudrait sans doute du temps pour trouver une place. Elle me recommanda un organisme à Garches, un autre à la Celle Saint-Cloud.

C'étaient les meilleurs établissements dans la banlieue ouest de Paris ; ils disposaient l'un et l'autre de magnifiques jardins. En outre, ils étaient spécialisés dans la maladie d'Alzheimer. La plupart des maisons de soins avaient un service réservé aux patients souffrant de troubles de la mémoire mais elles ne se spécialisaient pas toutes dans la maladie d'Alzheimer. J'aimais l'idée d'un site proche dans la banlieue ouest avec une ambiance agréable à l'extérieur. Garches me plaisait particulièrement. J'y avais vécu étant enfant. L'Ecole américaine n'était qu'à cinq minutes de là. Je ne mettrais que vingt minutes en voiture pour m'y rendre. Bien entendu, il y avait une liste d'attente.

Le neurologue me parla de la Clinique Rochebrune où il adressait des patients en attendant qu'une place se libère ailleurs. L'Hôpital américain de Paris est un lieu de court séjour. Rochebrune était un concept innovant en France. Il s'agissait d'une clinique gériatrique/psychiatrique, comprenant un service pour les malades de l'Alzheimer. Ils accueillaient les patients pour un mois, le temps de confirmer leur diagnostic et d'ajuster le traitement. A partir de là, on les transférait dans un établissement spécialisé dans les troubles de la mémoire ou bien ils rentraient chez eux aux bons soins de leur famille, si cela se justifiait. Le neurologue y avait réservé une place pour Cissie. Cela me laisserait le temps de trouver un nouveau foyer pour elle.

Cissie s'attendait à rentrer à la maison. Le médecin prit sur lui de lui parler de Rochebrune. Son humeur variait de jour en jour et le matin de son départ, elle était plutôt joyeuse. Sa réaction vis-à-vis de Rochebrune me surprit. Le médecin lui en avait fait une description très favorable. Elle était toute contente d'y aller. Nous nous en fûmes donc en ambulance.

CHAPITRE 21

LA CLINIQUE ROCHEBRUNE

La Clinique Rochebrune se trouve elle aussi à Garches, dans une zone résidentielle, et bénéficie d'un parc magnifique. Le service destiné aux troubles de la mémoire est un lieu fermé où officient un gériatre, un psychiatre et un psychologue, assistés d'une équipe d'infirmières et d'aides-soignants. L'unité compte une vingtaine de chambres individuelles et une salle commune où les patients prennent place entre les activités et les séances de thérapie. C'était ma première expérience avec un groupe de personnes affectées par la même maladie. Assez déprimant mais cela n'avait pas l'air de gêner Cissie.

Nous nous installâmes dans la lugubre salle qu'elle trouva fabuleuse. Je n'en revenais pas. Elle eut une entrevue avec le personnel médical et répondit à leurs questions. Jusque-là tout va bien, pensai-je. Mais quand je me levai pour partir, elle eut une crise. Elle croyait que c'était l'affaire d'une journée pour faire de l'exercice et se mettre en forme. Elle voulait rentrer à la maison le soir.

Le médecin m'expliqua que chaque fois que je m'en allais, je devais dire à Cissie que je reviendrais bientôt sans plus de précision. Et partir aussitôt. Ce serait très difficile pour elle dans les premiers temps, et puis ça irait mieux. Je partis, la mort dans l'âme, la laissant seule dans la salle commune avec tous ces étrangers malades. Certains avaient le regard fixe. Quelques-uns parlaient, mais seulement si on leur posait directement une question. D'autres étaient agressifs et suivaient les autres pensionnaires comme leur ombre, essayant fréquemment de les toucher ou d'entrer dans leur chambre. Un ou deux pouvaient se montrer violents, sans être dangereux pour autant. Les malades d'Alzheimer sont rarement violents ; ceux-là doivent être isolés. D'autres encore parlent tout seuls ou émettent des gémissements agaçants ou des sons perturbants.

Cissie faisait ses bagages chaque matin. Elle les emmenait dans la salle commune où elle attendait que je vienne la chercher pour rentrer à la maison. A mon arrivée, les soignants rapportaient ses affaires dans sa chambre et déballaient le tout pendant que je l'emmenais faire une promenade. Au bout d'une semaine, ils lui confisquèrent sa valise.

Chris vint rendre visite à sa mère lors de son premier week-end à Rochebrune. Il était d'accord avec le neurologue pour que Cissie aille dans un établissement et ne cessait de me répéter d'être fort. Nous allâmes d'abord visiter l'institution spécialisée dans la maladie d'Alzheimer à Garches en compagnie d'un ami français. Impressionnés par les lieux, nous entamâmes le processus permettant d'y garantir une place pour Cissie. Pour les Français, comme on le sait, il faut remplir un formulaire pour tout. Sans mon ami français, je ne pense pas que j'aurais été capable de compléter la demande. On nous indiqua qu'une place devait pouvoir se libérer dans trois ou quatre semaines, mais pour que Cissie soit acceptée, il fallait une recommandation du médecin de Rochebrune et une autre, concordante, du psychologue de l'établissement. Ce dernier aurait une entrevue avec elle vers la fin de sa période d'évaluation à Rochebrune.

A notre arrivée à la clinique, Chris et moi déjeunèrent avec Cissie dans la salle des invités. Nous serions autorisés à l'emmener au restaurant mais seulement après qu'elle se fut suffisamment acclimatée. Après le repas, nous fîmes une courte promenade dans le parc, puis nous nous assîmes avec elle dans la salle commune une trentaine de minutes. Le médecin déconseillait les visites longues.

Tout se passa bien. Chris fut parfait avec sa mère. Quand le moment fut venu de s'en aller, elle fit mine de se lever pour partir avec nous. Nous lui expliquâmes avec douceur qu'elle devait rester là. L'angoisse grandissante dans son regard bouleversa Chris. Une fois dehors sur le chemin de la voiture, il se plia en deux et éclata en sanglots. Laisser sa mère ainsi, c'était comme tirer sur un chiot. D'une insoutenable cruauté. Nous pleurâmes tous les deux. Plus jamais il ne me dirait d'être fort.

La Clinique Rochebrune m'organisa une rencontre avec leur équipe médicale afin de déterminer mon état de santé physique et mentale. Ils m'invitèrent à m'inscrire à un cursus de treize semaines, destiné à former les conjoints aidants. Cela avait lieu une fois par an au mois de mars. Le timing était bon.

Au fil du mois que Cissie passa à Rochebrune, l'endroit m'impressionna de plus en plus, l'équipe médicale en particulier. La gériatre était une femme remarquable. Elle confirma que Cissie souffrait d'une forme sévère d'Alzheimer et la recommanda auprès de la Résidence Villa d'Epidaure. Grâce à l'Hôpital américain et à Rochebrune, nous avions trouvé un bon foyer pour Cissie. Le psychologue de Rochebrune eut un entretien avec elle. Il était belge mais parlait parfaitement l'anglais. Il lui fit l'éloge de la Villa d'Epidaure, de ses occupants, les beaux jardins, l'ambiance presque d'hôtel, les activités. Il avait déterminé que l'endroit lui conviendrait et sut lui donner envie d'y aller. Je suppose aussi que son physique avantageux, son visage aimable et son côté charmeur lui inspirèrent confiance. Moi aussi il m'en imposa et il concourut à me convaincre qu'Epidaure était l'endroit qu'il fallait.

Rochebrune avait changé Cissie, et recalibrer son traitement. L'objectif de ces médicaments est de calmer le patient et soulager son anxiété. Le nouveau cocktail semblait faire effet. De plus, Cissie avait repris une partie du poids qu'elle avait perdu. Les remèdes stimulaient son appétit et prendre ses repas avec d'autres gens les rendait plus agréables.

Au-delà des soins médicaux quotidiens et de la gestion du traitement, Rochebrune proposait de la kinésithérapie et des activités aux patients du service fermé de l'hôpital. Une femme venait deux fois par semaine chanter des chansons populaires, incitant les résidents à se joindre à elle. Il y avait des activités d'art et d'artisanat et une soignante leur lisait chaque matin les journaux du jour.

Le personnel médical me recevait régulièrement pour m'informer des progrès médicaux de Cissie et de la manière dont elle s'acclimatait à son nouvel environnement.

Au cours des deux dernières semaines de son séjour, j'emmenais plusieurs fois Cissie au restaurant à Saint-Cloud, le plus souvent avec des amis qui désiraient la voir. Sa plus vieille copine de Copenhague et son mari en firent partie. Cissie appréciait ces visites et ces sorties. Elle ne mangeait plus comme un oiseau. Elle avait même une faim de loup !

CHAPITRE 22

RÉSIDENCE VILLA D'EPIDAURE

Le psychologue de Rochebrune me fit un jour la remarque suivante : "Nous pouvons faire beaucoup de choses de nos jours, mais hélas ! nous ne pouvons explorer l'esprit de quelqu'un. Nous sommes à même d'analyser le comportement d'une personne, de comprendre son raisonnement, et même son processus de réflexion. Mais nous sommes incapables de savoir ce qu'ils pensent. Nous ne pouvons littéralement adhérer à leurs pensées en cours, au langage dans leur tête. De sorte que nos patients continuent de nous surprendre régulièrement".

Cissie était tout aussi contente de quitter Rochebrune pour aller à la Résidence Villa d'Epidaure qu'elle l'avait été en partant de l'hôpital américain pour cette clinique. Kael, le jeune psychologue de la villa, la lui avait dépeinte sous le meilleur jour. Quoi qu'il en soit, je m'émerveillai de son enthousiasme à ces deux occasions. Cela ne lui ressemblait pas.

Une place se libéra juste à temps à Epidaure. Cissie fit le transfert en ambulance en compagnie de Kael le 18 février 2019. Je les retrouvai à la résidence à leur arrivée.

La Résidence Villa d'Epidaure est une construction de style grec. Elle tient son nom d'un village situé au sud d'Athènes connu pour ses soins médicaux. Le bâtiment à trois étages est blanc. Il compte quatre-vingt-cinq chambres individuelles. Chaque étage regroupe environ vingt-deux chambres ainsi qu'une salle à manger et une salle commune pour les résidents. L'ambiance est légère, enjouée, les couloirs brillamment éclairés. Tout est bien entretenu.

Au rez-de-chaussée on trouve un vaste hall qui englobe la réception et un salon. Il y a également une ample salle commune donnant sur un grand jardin doté de tables et de chaises, de chaises-longues et d'un espace de promenade. Les grandes jardinières s'ornent d'impatiences, de pétunias et de pensées. Elles forment un océan de couleurs arc-en-ciel, y compris en hiver et agrémentent le cadre extérieur accueillant et chaleureux. Il y a un plus petit jardin de l'autre côté. La salle à manger pour les visiteurs, près de l'entrée, peut accueillir douze personnes.

Le rez-de-chaussée est de fait l'espace public avec ses salles de thérapie, le coiffeur et les bureaux des médecins. Le chien de la maison est un golden retriever spécialement formé qui répond au nom d'Hamlet, charmant ajout à l'équipe de soins.

La Résidence accueillit Cissie avec une pancarte posée sur le bureau de la réception qui disait "Bienvenue Maj Sigrid Barnet", son nom officiel. Kael bavarda un moment avec elle dans le salon à l'entrée avant de lui faire visiter les lieux. Je leur emboîtai le pas. Il lui montra sa chambre au premier étage près de la salle à manger qui donnait sur le jardin. Son nom était déjà sur la porte. Pour finir il nous escorta jusqu'à la salle à manger des visiteurs. Il avait réservé une table pour deux. Il nous souhaita bon appétit en précisant qu'il nous rejoindrait après le déjeuner.

Cissie prit tout cela très bien et paraissait de bonne humeur. Elle aimait bien Kael qui était imposant et qui devait jouer le rôle de responsable en chef de son acclimatation.

Elle apprécia le déjeuner composé de quatre plats : une entrée froide, un plat principal chaud, puis fromages et dessert. C'était le principal repas de la journée. Ils servaient de l'eau minérale plate et pétillante et un choix de vins blanc, rouge ou rosé. Pour finir un café avec un chocolat. Vive la France !

Kael revint à 14 heures. Nous nous étions mis d'accord pour que je fasse mes adieux à ce moment-là. Il devait passer encore un peu de temps avec elle, principalement dans sa chambre pour qu'elle se familiarise. Cissie commença à paniquer mais Kael sut la distraire. Elle le suivit conformément aux instructions.

Je rendais visite à Cissie cinq jours par semaine au début et déjeunais avec elle. A la fin de chaque visite, elle voulait rentrer à la maison avec moi. Cela faillit me tuer. Elle se sentait très seule. La langue, principal motif de mon projet désormais caduc de déménager en Suède, posait un problème majeur. Cissie refusait tout bonnement de parler français. Cela faisait plus de deux ans qu'elle ne s'exprimait plus dans cette langue. Elle comprenait le français mais le parler lui demandait trop d'efforts.

Plusieurs dames à son étage et ailleurs l'accueillirent chaleureusement mais elles ne tardèrent pas à prendre leurs distances. Elles ne comprenaient pas ce qu'elle disait en anglais. Cissie pensait qu'elles ne l'aimaient pas. Je m'adressai à elles en français dans l'espoir qu'elles essaieraient quand même de communiquer avec Cissie. J'échouai. Je faisais valoir à Cissie que ces dames l'appréciaient mais ne la comprenaient pas, et que c'était la raison pour laquelle elles réagissaient ainsi quand elle les saluait. Je la suppliais de leur parler un peu en français. En vain.

Je fis appel à Kael pour m'aider. Il essaya... sans résultat. Il m'expliqua qu'à mesure que la maladie progresserait, la communication non verbale deviendrait la norme pour Cissie, comme pour les autres. Je le savais mais désormais je ne parvenais plus à soulager son sentiment de solitude.

Epidaure avait un programme d'activités quotidiennes conséquent. Cissie prenait des cours de peinture ; elle y trouvait du plaisir. Elle était assez douée et appréciait un peu mes compliments. Chris et moi encadrâmes trois de ses tableaux que la villa pendit dans sa chambre. Je savais que la peinture était une bonne idée pour la raison suivante :

Une de mes amies et collègue à Paris, une femme extraordinaire, avait sa mère à Chicago, victime elle aussi d'Alzheimer. Elle avait été une artiste de renom mais lorsqu'elle avait commencé à se battre contre la maladie, elle avait renoncé à peindre. Ma collègue avait fini par la placer dans une institution. Mais le manque de stimulation proposée dans l'établissement en question lui déplaisait. Elle eut alors l'idée d'encourager sa mère à se remettre à peindre. Ce qu'elle fit. Le résultat avait été saisissant.

De retour à Paris, mon amie fit un documentaire sur sa mère, puis elle publia un livre intitulé I remember better when I paint (Je me souviens mieux quand je peins). Cissie a bénéficié de cette initiative, tout comme les patients atteints d'Alzheimer dans les maisons de soins du monde entier.

Cissie adorait danser aussi, ce qui lui valait un public admiratif lors des après-midi dansants. La musique est également une thérapie importante pour les victimes de l'Alzheimer. Elle faisait partie de la vie quotidienne à la villa. En plus des après-midis dansants, il y avait régulièrement des concerts de piano et des chants. Cissie adorait le pianiste et voulait toujours s'assoir aussi près de lui que possible.

J'assistai à une conférence donnée à la Villa Epidaure par un organisme qui applique les méthodes d'enseignement Montessori aux patients victimes d'Alzheimer. Senora Montessori acquit la notoriété il y a un siècle en mettant au point une méthode destinée à éduquer efficacement les enfants difficiles. Cent ans plus tard, on découvrit qu'elle pouvait aussi avoir un effet bénéfique sur les personnes âgées défaillantes. Au stade avancé, les malades d'Alzheimer sont souvent décrits comme des enfants de huit ans. C'est la raison pour laquelle on parle de "seconde enfance" pour évoquer la sénilité avant l'éclosion de l'Alzheimer.

Le conférencier se servit d'un cas d'école pour démontrer qu'une certaine qualité de vie peut être maintenue chez des gens qu'on penserait mieux morts. Il s'agissait d'une dame de quatre-vingt-dix ans, partiellement paralysée qui avait perdu l'usage d'un bras. Assise toute la journée dans un fauteuil roulant, elle ne bougeait pas. Elle gardait le silence et son visage n'exprimait rien. Les soignants avaient essentiellement renoncé à essayer de la "divertir".

Le conférencier raconta qu'on avait commencé par éveiller l'intérêt de la vieille dame pour les fleurs, après quoi ils lui avaient appris à faire des bouquets en se servant de son bon bras. Nous la regardâmes faire sur l'écran et nous vîmes son sourire quand elle y parvint. Ils lui avaient rendu un peu de joie de vivre. J'étais impressionné.

Cissie essaya de se lier d'amitié avec un homme qui parlait anglais... quand il parlait. Il était plus jeune et passait ses journées à déambuler dans les couloirs ou assis tout seul. Elle lui courut un peu après dans l'espoir de faire naître une amitié mais finit par abandonner la partie. Il n'arrivait tout bonnement pas à communiquer ni à réagir vis-à-vis des autres la plupart du temps.

Au bout de six semaines environ, Epidaure m'autorisa à emmener Cissie déjeuner au restaurant ou en promenade. Il n'y avait guère de risque et elle ne rechignerait plus à rentrer à la villa. C'est la raison pour laquelle c'est interdit dans les premiers temps. Au début, nous sortions principalement avec des amis, puis un groupe d'amis et enfin juste nous deux. Elle avait bon appétit. Elle reprit tout le poids qu'elle avait perdu et ses pantalons commençaient à être un peu justes. Son humeur variait d'un jour à l'autre.

Je réduisis mes visites à trois par semaine. Kael pensait que je devrais passer à deux. Mon psychologue à Paris aussi. Je repartais bouleversé la plupart du temps parce que Cissie se cramponnait à moi. Elle était si malheureuse quand je m'en allais. Kael ne cessait de me répéter qu'elle m'oublierait quelques minutes après mon départ, son attention se portant sur autre chose alors que moi, j'aurais honte de l'avoir laissée tout le restant de la journée. Je savais qu'il avait raison mais je ne pouvais pas m'empêcher de la pleurer chaque jour.

La formation de treize semaines démarra à Rochebrune en mars. Nous nous réunissons à la clinique le mercredi matin trois heures durant. Le psychologue et une infirmière menaient le groupe. Des gens professionnels et bien intentionnés. Nous étions sept conjoints aidants. J'étais le seul homme. Trois des participants avaient leur partenaire dans des centres spécialisés pour des patients atteints de troubles de la mémoire, dont moi. Le mari d'une des dames était hospitalisé à Rochebrune ; les trois autres époux étaient chez eux.

Nous étions tous septuagénaires ou octogénaires.

Chaque séance débutait par une présentation sur PowerPoint du thème du jour, suivie d'une discussion de groupe. Nous abordions tous les aspects de la démence et de ses variations. L'Alzheimer représente 70%, mais il y a aussi la maladie de Parkinson et le Syndrome de Louis-Bar. Chacun a des symptômes et des traitements spécifiques quoiqu'en grande partie similaires à la maladie d'Alzheimer.

Il était question aussi bien de la science du comportement qui renseigne sur les soins à prodiguer aux patients que de la science médicale telle que nous la connaissons aujourd'hui, y compris les changements physiques et la détérioration du cerveau, les traitements, les remèdes, leurs effets ainsi que leurs effets secondaires.

Les conférences les plus utiles avaient trait à la façon dont la maladie affecte le comportement du patient au fil du temps et la manière d'interagir avec lui. La plupart de mes instincts quant à la façon dont je communiquais avec Cissie me semblaient logiques alors qu'en réalité, ils étaient peu judicieux. Par exemple, je lui demandais toujours : "Qui suis-je ? Qui est Chris ?" pour tester son état de conscience. A Noël, elle n'avait pas été capable de nous identifier clairement. J'appris à ne jamais poser ce genre de questions dans la mesure où cela ne ferait que la stresser et lui donner le sentiment d'être inadéquate. Désormais je me présente à elle afin d'éviter cela. De plus, m'appeler son père était sans doute sa manière de me dire : "Je sais que tu es un homme important dans ma vie, que j'aime et que je respecte. Il est plus facile pour moi de dire "papa" que "mari".

J'appris aussi à ne pas la corriger ni la critiquer, à éviter à tout prix de lui donner l'impression qu'elle était en échec. Il faut toujours s'efforcer de renforcer l'amour-propre du patient.

J'appris également qu'à mesure que la maladie progresse, la communication non-verbale prend le pas sur le discours verbal. Les victimes de l'Alzheimer ont besoin d'interactions sociales mais la parole est de plus en plus difficile et la conversation encore nettement plus. La communication non-verbale les empêche de se sentir seuls et isolés. Il arrive qu'assis à côté d'un "ami" au dîner, ils n'échangent pas un mot mais si l'autre sourit ou leur tapote la main ou le bras par exemple, c'est pour eux un agréable temps social. A l'inverse si leur voisin de table parait malheureux et irritable, ils deviennent nerveux et tristes à leur tour.

C'est la raison pour laquelle on parle de "seconde enfance". Sur le plan émotionnel et intellectuel, les patients atteints de l'Alzheimer s'apparentent à des enfants de huit ans. La maladie les prive de leur maturité d'adulte.

Si l'Alzheimer qui touche principalement les personnes âgées explose de nos jours, c'est parce que nous vivons plus longtemps. Cependant, les scientifiques pensent être capables d'identifier les personnes jeunes génétiquement à risque des années avant qu'ils soient atteints. Aussi une grande partie de la recherche et des expériences concerne-t-elle des quadragénaires avec l'espoir que, si l'on peut les identifier, on trouvera des moyens de les protéger ou de réduire les risques qu'ils encourent d'être atteints.

On ignore à ce jour ce qui cause le développement de ces plaques et enchevêtrements dans le cerveau, aptes à court-circuiter et détruire les nerfs cognitifs. On nous montra des images des modifications cérébrales selon l'évolution de la maladie. C'était terrifiant. Au stade avancé, le cerveau d'un Alzheimer donnait l'impression d'avoir été attaqué par une mitraillette miniature ou d'être en état de putréfaction. Le choc de ces photos me flanqua un coup à l'estomac.

La formation se terminait par plusieurs conférences sur la façon dont les conjoints devaient prendre soin d'eux étant donné le redoutable stress imposé par leur rôle d'aidant, que le patient soit à domicile ou dans une institution.

On nous enseigna l'importance d'une nourriture équilibrée et de bonnes habitudes alimentaires. Une nutritionniste gériatrique nous expliqua qu'après soixante-dix ans, nos organismes requièrent des aliments distincts et variés chaque jour. Je trouvai logique l'alimentation quotidienne idéale qu'elle nous décrivit mais je me disais que je prendrais beaucoup de poids si je le suivais religieusement. Quoi qu'il en soit, elle nous donna de la nourriture pour l'esprit, sans mauvais jeu de mots.

Un kinésithérapeute nous fit faire des exercices de stretching destinés à réduire le stress et à garder la forme.

A la fin de la formation nous eûmes un entretien individuel avec le psychiatre et l'interne en gériatrie comme cela avait été le cas avant le début des cours. Ils actualisèrent leur évaluation de notre état mental et réitérèrent nos défis personnels.

La conclusion est que la connaissance est essentielle pour faire face aux réalités de la maladie d'Alzheimer et que les soins dont bénéficie le conjoint sont tout aussi importants que ceux prodigués au patient. Lorsque le neurologue m'avait dit que je devais me séparer de Cissie si je voulais vivre assez longtemps pour prendre soin d'elle jusqu'à la fin de sa vie, il ne blaguait pas. Le cours dispensé à Rochebrune contribua à m'éclairer à ce sujet. En voici le programme. Où que vous viviez, vous en trouverez un semblable.

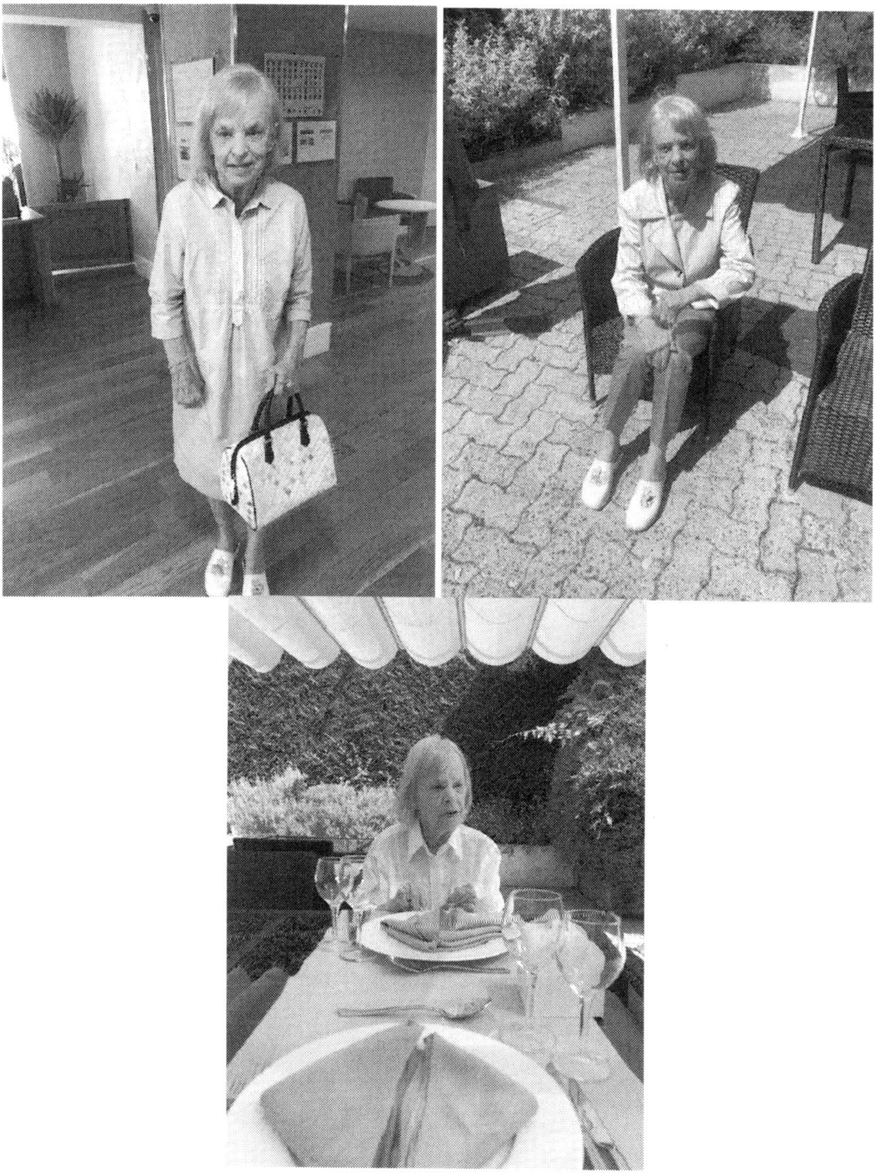

Cissie à la Villa d'Epidaure

Programme de formation à destination des conjoints aidants

- . Mieux comprendre la maladie : causes, évolution et traitements
- . Communications. Comprendre comment maintenir un dialogue avec votre conjoint
- . Comment stimuler votre conjoint : activités ludiques et agréables à entreprendre avec lui
- . Les stress et anxiétés du patient et comment contribuer à les alléger
- . Prendre soin de soi : gérer le stress, identifier la fatigue, se faire aider
- . Traitements médicaux pour les aidants
- . Nutrition : régimes équilibrés pour les aidants et les patients gériatriques
- . Les plaisirs de l'alimentation et de l'exercice
- . Comment mieux dormir
- . Comment assurer la sécurité dans les chambres des patients à domicile
- . Les limites des soins à domicile. Quand envisager le transfert dans une institution

Nos discussions pendant les conférences et après étaient fort utiles aussi. Il s'agissait au fond d'un groupe de soutien. Nous étions tous dans le même bateau et profitions de ces cours pour souligner leur pertinence au regard de nos propres expériences avec nos conjoints. Chacun voulait raconter son histoire et réagir à celle des autres. Nous étions des étrangers mais le motif de notre rassemblement effaçait instantanément les barrières sociales, comme c'est a priori le cas des groupes de thérapie qui ont en commun le même défi.

Je fis remarquer que si chacun avait une expérience individuelle, l'histoire était globalement la même. Tout le monde était d'accord.

Ma vie consistait désormais à rendre visite à Cissie, suivre les cours de Rochebrune et mettre de l'ordre dans nos affaires. Nous avions complété nos testaments et les procurations lors de notre dernier séjour aux USA à l'hiver 2018. Cissie et moi résidions en France si bien que toute question juridique devait se conformer à la loi française. Les règles sont différentes mais l'objectif est le même.

En France, les procurations restent en vigueur tant que la personne est apte à prendre des décisions. Le mécanisme diffère en cas d'incapacité et un processus spécifique est en place pour l'enclencher. On appelle cela un "mandat de protection future". En 2011, Cissie et moi avions signé ces documents qui octroyaient à chacun d'entre nous la responsabilité de toutes nos affaires si l'un de nous devenait inapte. C'est l'équivalent d'une procuration et malheureusement, le moment était venu d'exercer ce droit.

La procédure requérait l'intervention d'un psychiatre assermenté pour certifier que Cissie était désormais inapte et requérir auprès du tribunal local que ce mandat soit activé. Cela me conférerait la maîtrise opérationnelle des comptes de Cissie et m'octroierait le droit de vendre nos biens, y compris notre appartement. Cependant, je ne serais pas en mesure de fermer ses comptes ni de clôturer la vente de l'appartement sans la signature finale du juge. C'est un processus long, en trois étapes, conçu pour protéger les intérêts de la personne frappée d'incapacité.

Vers la fin du printemps, la vie de Cissie avait pris des allures routinières. Elle prenait son petit-déjeuner à 8 heures, puis elle restait dans sa chambre pour prendre une douche et s'habiller. Parfois elle se débrouillait toute seule, mais de plus en plus souvent, les soignants l'aidaient. Elle n'aimait pas qu'on lui fasse sa toilette lorsqu'elle négligeait de le faire. En règle générale, ce n'était pas une patiente facile.

La vêtir était difficile. Elle enfilait son pantalon devant derrière, avec la fermeture éclair dans le dos. Elle parvenait parfois à la remonter, ce qui ne facilitait pas la tâche lorsqu'il s'agissait d'aller aux toilettes. Les soutien-gorge l'irritaient ; elle essayait souvent de les mettre à l'envers. Comme elle détestait être nue devant les soignants, elle portait souvent plusieurs couches de vêtements pour se protéger d'eux.

J'étais fréquemment agacé lorsqu'en arrivant pour le déjeuner, je découvrais sa tenue. Les soignants n'expliquèrent que cela la contrarierait s'ils essayaient chaque jour de la corriger. Ils la laissaient donc mettre des habits à l'envers, devant derrière, en dépit du bon sens, tant que ce n'était pas dangereux. La plupart du temps, elle refusait de me laisser la rhabiller mieux. Elle était satisfaite comme ça. Pourtant si les coloris de ses vêtements n'étaient pas assortis, elle refusait de les mettre. Elle n'avait pas perdu son goût pour la mode et y attachait toujours autant d'importance.

Paris, juin 1976

J'étais éreinté. Nous avions fait des courses toute la journée. Nous avions quitté notre hôtel sur le Faubourg Saint Honoré, rive droite, à dix heures et pris le métro pour gagner le quartier des boutiques de mode, rue de Rennes, rive gauche, que nous avions attaquées jusqu'à

17 heures en faisant juste une courte pause pour déjeuner rapidement. Paris était la dernière étape de notre lune de miel, dans l'unique but de faire du shopping. C'était le premier jour sur trois.

J'étais déconcerté aussi.

“Cissie, comment se fait-il que tu n'aies rien acheté ? J'ai trouvé que certaines tenues que tu as essayées t'allaient divinement comme ce corsage rose et gris avec le pantalon blanc. Tu n'arrêtais pas de dire : 'Je vais réfléchir'.

□ Oh, je n'avais pas l'intention d'acheter quoi que ce soit aujourd'hui. C'était juste de la recherche. Demain nous passerons en revue les grands magasins de la rive droite puis nous retournerons dans les boutiques. Je m'y prends toujours comme ça. Je n'achète jamais les premières choses qui me plaisent au cas où je trouve quelque chose d'encore mieux. C'est pour ça que je t'ai dit qu'on avait besoin de trois jours à Paris.

□ Ah, je comprends maintenant, mais comment tu fais ? Je suis crevé et je ne suis pas sûr de tenir le coup encore deux jours comme ça.

□ Bien sûr que si. Et tu seras content à la fin. Le shopping est un art, une science. Il faut avoir un objectif, un plan. Je n'achète jamais beaucoup mais il faut que j'adore ce que j'achète. Tout doit aller ensemble. C'est le secret de l'élégance.”

Nous montâmes dans l'avion de la Pan Am pour le voyage du retour avec plusieurs tenues que je trouvais spectaculaires sur Cissie. J'étais plein d'admiration et de fierté d'autant qu'elle était ma femme à présent !

Il en fut ainsi au fil des années.

“Que comptes-tu faire aujourd'hui, chérie ?

- Je vais faire des emplettes à Arlettie avec mon amie, comme d'habitude. Il y a des soldes chez Armani. Ensuite nous irons déjeuner.

- Ce centre commercial va édifier des statues en bronze à votre effigie à l'entrée un de ces jours. Vous êtes les reines des soldes et leurs saintes patronnes.
- On n'achète pas tant de choses mais on aime faire du lèche-vitrines et on prend du bon temps.
- Amuse-toi bien, Cissie. A ce soir".

Garches, mai 2019

Au bout de trois mois, on verrouilla le placard de Cissie à la Villa parce qu'elle ôtait tous ses habits des cintres pour les fourrer dans la corbeille à papiers. C'était le chaos. Elle perdait sans arrêt des choses : vêtements, montre, lunettes, chaussures, ceintures, sacs à main. Rien n'était épargné, y compris les produits de beauté et articles de toilette. Je plaignais les soignants. Heureusement, toutes ses affaires étaient étiquetées à son nom. Une précaution indispensable pour le service de blanchisserie, et puis on ne pouvait pas remettre de l'ordre chaque jour dans son placard. Tout cela était si triste.

Ensuite on retira la clé de sa porte. Le système de fermeture était judicieux. La porte ne pouvait pas se fermer de l'intérieur afin que Cissie ne puisse pas s'enfermer dans sa chambre. Elle se fermait uniquement de l'extérieur pour empêcher les autres patients d'y pénétrer sans y être invités.

C'est un problème récurrent dans les institutions abritant des victimes d'Alzheimer. Les patients avaient leur propre clé mais serrures et clés étaient toutes identiques. Cela permettait un accès facile aux soignants eux-mêmes en possession d'une clé et l'on pouvait aisément remplacer les clés en cas de perte. Ce qui se produisait souvent. La plupart des patients portaient la leur en collier autour du cou.

Cissie avait du mal à trouver sa chambre. Quand je l'y reconduisais, elle était toujours nerveuse et tenait à ce que nous faisions le trajet plusieurs fois d'affilée depuis le rez-de-chaussée pour s'exercer.

Elle ne se rappelait pas l'étage, ni du bouton à pousser dans l'ascenseur, ni de l'emplacement de sa chambre. De plus en plus souvent, elle me disait qu'elle ignorait qu'elle en avait une. Ce serait la première fois qu'elle la verrait. Et puis en y entrant, elle la reconnaissait.

De nombreux patients ayant le même problème s'aventuraient dans les chambres des autres. Un jour une infirmière me téléphona à la maison. Un homme avait frappé Cissie au visage, au-dessus de l'œil gauche. Ce n'était pas grave mais elle était très contrariée.

A l'évidence, Cissie était entrée dans ce qu'elle croyait être sa chambre. Elle s'était trompée d'étage. Elle avait été choquée de voir un homme couché dans son lit et avait essayé de l'en faire sortir. L'homme avait résisté mais comme Cissie persistait, il l'avait frappée. Les soignants et les responsables à son étage décidèrent de lui retirer sa clé pour éviter qu'elle recommence. (Les soignants se chargent d'ouvrir la porte des patients qui sont incapables de gérer leur clé). Il me fallut accepter mais c'était terrible et j'avais tellement de peine pour Cissie.

Les médecins de la villa avaient prévu d'alléger le dosage de l'antipsychotique administré à Cissie une fois qu'elle se serait acclimatée aux lieux. En définitive, ils maintinrent la dose et l'augmentèrent même un peu, redoutant qu'elle devienne trop anxieuse et turbulente dans le cas contraire. Ils m'informèrent par ailleurs que la maladie avait progressé depuis son arrivée.

Son état se stabilisa durant l'été mais elle ne cessait de se plaindre de son ennui, insistant pour que je la ramène à la maison. Ça ne se passait pas bien pour elle sur le plan social. Les efforts qu'elle faisait pour communiquer avec les autres étaient souvent mal interprétés, jugés interruptifs et impolis. Kael passait pas mal de temps à l'aider dans cette voie houleuse.

Ses fausses perceptions revinrent à l'assaut. Elle s'imaginait être perpétuellement en voyage ou en sortie avec ses amies pour faire du shopping ou aller dîner au restaurant. Le plus souvent, ces "événements imaginaires" étaient positifs. A une occasion, elle alla en Laponie dans le cercle arctique suédois.

Elle m'expliqua que c'était trop loin, qu'il y faisait trop froid, aussi avait-elle décidé de ne plus y retourner.

Une autre fois, ses amies et elle allèrent sur une place avec plein de restaurants. Elles avaient pris le train pour s'y rendre mais il n'y en avait plus pour le voyage du retour. Elles avaient marché et passé la nuit dans le jardin mais il pleuvait et elles étaient trempées.

Je n'essayais jamais de corriger ses péripéties fictives. Je pense qu'elle les imaginait pour atténuer son ennui. Peut-être était-ce le moyen conçu par la nature pour soulager son esprit perturbé. En outre, cela la connectait d'une certaine matière à sa vie passée.

A l'automne, elle devint de plus en plus difficile à comprendre. Elle parlait beaucoup. Le médecin m'informa qu'elle finirait par entrer dans la phase de silence, mais pas encore tout de suite. Elle commençait à mélanger le suédois et l'anglais et décrivait ce qui se passait dans sa tête sans que cela soit compréhensible. Elle avait de plus en plus de mal à trouver les mots pour s'exprimer. Je faisais de mon mieux pour l'encourager à essayer sans la stresser.

Chris appelait régulièrement et lui rendait visite toutes les six semaines. Elle adorait le voir mais les conversations téléphoniques lui étaient pénibles et elle y coupait cours.

Elle savait encore qui j'étais, connaissais mon nom et elle avait toujours autant besoin de moi. Je lui disais constamment que je l'aimais ; elle me répondait qu'elle aussi m'aimait. Mais elle ne souvenait plus du nom de Chris sans qu'on l'aide. C'était ce gentil jeune homme si séduisant !

Je continuais à lui rendre visite trois fois par semaine tout en sortant déjeuner ou dîner en ville autant que possible. Tous les médecins me conseillaient de reprendre le cours normal de ma vie autant que faire se peut et d'éviter tout particulièrement de rester seul le soir chez moi. Ils me laissèrent entendre que les déjeuners dehors étaient indiqués mais qu'il serait encore mieux de passer les soirées en compagnie d'amis. Je réussissais à sortir deux soirs par semaine en déjeunant une ou deux fois dehors. J'étais content lorsqu'on m'invitait à dîner.

Quoi qu'il en soit, je me sentais seul pour la première fois de ma vie. Je n'avais pas vécu seul depuis quarante-trois ans. C'était un changement radical. J'avais passé d'innombrables journées et nuits en solo dans des chambres d'hôtel en voyages d'affaires et j'avais vécu seul quand Cissie avait suivi les cours chez Escoffier, mais je n'avais pas souffert de la solitude alors. Je savais toujours que je retrouverais ma famille. Ils étaient toujours là.

La solitude, c'est quand il n'y a personne pour vous attendre à la maison. J'avais connu quelques soirées solitaires quand Cissie avait des réunions avec ces dames du club ou au cercle suédois. Je me faisais cuire un steak et je regardais un film. J'aimais bien aller au cinéma tout seul. Mais ce n'étaient que des petits moments pour soi au milieu d'une vie de couple. Désormais, plus de vie de couple.

Cissie me manquait affreusement. Je cessai d'aller seul au cinéma. Les séances n'étaient plus des pauses mais une extension de ma vie solitaire. Elles ne faisaient qu'intensifier ma solitude.

Je fis un voyage aux USA en avril pour aller voir mon frère et sa famille. Une de ses filles habitait à Brooklyn, l'autre à Wellesley, dans le Massachusetts. Elles avaient épousé des types très sympathiques et avaient deux enfants chacune. Je ne connaissais pas vraiment mes petits neveux et nièce et je voulais qu'il me connaisse avant qu'ils grandissent. Ce fut une merveilleuse évasion loin de toute cette tristesse avec Cissie. Les petits-enfants de mon frère furent une joie et j'avais toujours beaucoup aimé ses filles.

Je pensais ne pas pouvoir laisser Cissie seule plus de quelques jours au cours du premier été qu'elle passa à Epidaure. Elle avait besoin de ma compagnie et j'avais besoin de la sienne pour m'assurer que ça allait pour elle, pour me sentir moins seul aussi. J'étais soulagé par le calme qui régnait à la maison mais elle me manquait, l'appartement me semblait vide, désert même sans sa présence. En conséquence, je ne fis aucun projet de vacances et n'y songeai même pas. Je n'étais toujours pas complètement remis de mon accident et hésitais à faire de longs trajets en voiture.

Je me rendis tout de même à Londres à deux reprises pour voir mon fils et sa fiancée, une autre fois à Madrid chez les amis que nous avions rencontrés à l'époque où nous avions l'appartement temporaire et qui s'étaient installés là-bas depuis. Je passai aussi un week-end chez des amis français au Touquet et un autre en Dordogne. Je ne partais que deux ou trois jours, ce qui ne perturbait en rien le programme de visites à Epidaure. Ces petites escapades me firent du bien.

Je vendis notre appartement début juillet, la signature définitive étant prévue début décembre. Il était trop grand pour moi seul, et rempli de souvenirs de Cissie.

J'en louai un plus petit, à proximité. Louer me paraissait la meilleure solution. Je souhaitais rester flexible au cas où Chris déciderait de rentrer aux Etats-Unis. En définitive, sa fiancée et lui résolurent de rester encore quelques années à Londres. Ça me convenait aussi.

Je n'ai jamais dit à Cissie que j'avais vendu l'appartement. A quoi bon risquer de la tourmenter ?

On dit que les quatre événements les plus stressants de la vie sont la mort d'un conjoint, le divorce, la perte d'un emploi et un déménagement. J'en accumulais grosso modo deux en une année.

Chris et Tanya annoncèrent leurs fiançailles à l'automne. Ce fut un moment de joie pour moi au cours de cette horrible année. Ils formaient un beau couple, illustrant la renaissance permanente de la vie. Cissie et moi faisions partie du passé et c'est ainsi que ce doit être. Des fins tristes contrebalancées par des commencements heureux. Et ils voulaient des enfants !

Il fut décidé qu'ils viendraient pour Noël et que nous annoncerions la nouvelle à Cissie à ce moment-là. Nous fîmes une réservation dans un restaurant de Boulogne pour le déjeuner du 24 et une autre dans une célèbre brasserie à la Bastille pour le jour de Noël. Nous ne pouvions pas faire mieux. Les soignants revêtirent Cissie d'une tenue élégante et nous nous en fûmes dans notre petite Mini. Nous lui donnâmes ses cadeaux et lui lûmes ses cartes de vœux en essayant de lui donner le sentiment d'être le centre d'attention. Cissie passa un bon moment aux deux repas et parut contente de la nouvelle des fiançailles.

Tanya et Chris avaient prévu de se marier un week-end dans un château aux abords de Toulouse, entourés d'une cinquantaine d'invités, le mariage civil ayant eu lieu à Londres antérieurement. Malheureusement Cissie ne pouvait y assister. On décida qu'ils viendraient à Paris pour un déjeuner de noces dans un charmant restaurant du bois de Boulogne avant de gagner Toulouse. Nous dirions à Cissie qu'ils avaient choisi de ne pas organiser de festivités pour leur mariage, préférant dépenser leur argent pour une fabuleuse lune de miel, et qu'ils partaient le lendemain pour la Côte d'Azur.

"Je pense que vous avez raison, réagit Cissie. Ça n'a aucun sens de dépenser plein d'argent pour un grand mariage. Pourquoi débourser 5000$ pour une chose pareille."

Nous acquiesçâmes et plus tard, nous rîmes de sa remarque. Mais c'était tellement triste.

A chaque visite que je faisais à Cissie, je m'efforçais de l'aider à se faire des amis. Je me disais que je devais moi aussi m'en faire des amis. S'ils m'appréciaient, peut-être passeraient-ils plus de temps avec elle en dépit de la barrière de la langue. Les patients atteints d'Alzheimer ont besoin d'amour et de bonne humeur. Ils répondent par des sourires quand leur entourage se comporte ainsi... et ils sont nerveux si les autres se montrent froids, agacés ou courroucés. Je saluais la plupart d'entre eux avec enthousiasme, embrassais beaucoup de joues et faisais signe aux autres occupants du grand salon du rez-de-chaussée. Ils me répondaient toujours et s'animaient quand ils me voyaient.

Cissie qualifiait de "Kerstin" les dames qu'elle estimait importantes pour elle socialement. C'est un prénom courant en suédois. Elle appelait "Kerstin" quiconque lui paraissait intéressant comme si elles étaient suédoises. Bien sûr elles avaient des prénoms bien français tels que Nadine, Véronique ou Caroline. Il n'y avait aucune Kerstin à la Villa Epidaure.

J'accueillais toujours Cissie avec un bonjour quasi théâtral : "BONJOUR CISSIE, C'EST MOI, TON MARI, PETER. COMMENT VA MA RAVISSANTE ÉPOUSE AUJOURD'HUI ?"

Je m'y prenais ainsi pour deux raisons : pour susciter de la bonne humeur et pour que Cissie se souvienne plus facilement qui j'étais. Parfois elle semblait soulagée : "Dieu merci, tu es là !" A d'autres moments, elle n'exprimait rien. Cela variait d'un jour à l'autre. Elle parlait beaucoup de moi aux soignants et aux autres patients, pour lutter contre la solitude, j'imagine. En conséquence, nous devînmes des personnages connus dans la communauté.

Cependant, si je m'entretenais avec ses "amis" au salon, ou d'autres membres de famille en visite dans la salle à manger des visiteurs, cela la contrariait et elle m'éloignait d'eux. Elle me voulait pour elle toute seule tant les moments que nous passions ensemble étaient précieux. Je le comprenais tout en redoutant que les autres se sentent un peu offensés. La plupart des visiteurs avaient une attitude plutôt enjouée. Mais de nombreux conjoints se mettaient à gémir à la fin du repas si l'être aimé disparaissait aux toilettes à l'autre bout du couloir. Combien de fois en quittant Cissie (ce qui n'était jamais facile), je me mettais moi aussi à gémir une fois dans la voiture.

La cruauté de la maladie d'Alzheimer, c'est que j'avais perdu ma femme sans qu'il soit question de deuil.

J'en parlai au médecin de la Villa Epidaure. "L'esprit humain a besoin de clarté, me dit-il. Perdre son conjoint dans la mort est claire. On sait qu'il est parti, qu'on ne le reverrait jamais et qu'on ne lui parle plus qu'en esprit ou à travers vos souvenirs. Vous le pleurez mais le deuil a une fin. La mort est un point final".

La maladie d'Alzheimer empêche qu'il en soit ainsi parce que votre mari ou votre femme est toujours là. Cela nous condamne à ce que l'on appelle le deuil blanc, qui n'a pas de fin. Mon ami du Montana décrit chaque visite à sa femme comme un pansement que l'on arrache et qui rouvre la plaie. Je suis d'accord avec lui.

A la Villa Epidaure se confirma la conviction croissante que nous ne sommes pas les meilleurs aidants pour nos conjoints dans la mesure où nous sommes émotionnellement impliqués. Les professionnels étaient mieux à même de leur porter assistance. Les médecins n'aiment pas soigner les membres de leur famille précisément pour cette raison. Ils n'arrivent pas à être objectifs. Il en va de même pour nous. Les professionnels ne sont pas émotionnellement impliqués et sont formés pour suivre des protocoles qui ont fait leur preuve. Certains manquent d'empathie mais s'ils savent ce qu'ils font, ils sont plus capables que nous.

Il est humainement impossible de ne pas perdre patience avec son conjoint quand la maladie progresse. Passer des heures chaque jour à les aider à trouver des choses perdues, mal placées, cachées vous affecte fortement. On est contraints de les corriger régulièrement en mettant involontairement l'accent sur leurs erreurs. Des défaillances ils en ont inévitablement chaque jour à la maison.

Ce n'est pas le cas à la Villa Epidaure. Personne ne les critique ou les corrige. Tout le monde réussit au contraire et les efforts de chacun sont applaudis. A domicile, ce sont des perdants ; à Epidaure, des gagnants. Cissie a repris du poids et, bien que fortement médicamentée, elle a retrouvé un peu de confiance en elle. Elle est connue à la Villa pour ses talents de danseur (elle a toujours merveilleusement dansé) et nous avons encadré trois de ses tableaux. Elle en est fière. Nous sommes fiers d'elle. C'est terriblement important pour améliorer sa qualité de vie.

New York, novembre 1978

"Messieurs, mesdames, veuillez prendre vos places pour le concours de tango de la soirée. Nos juges vont éliminer un à un les couples qui se présentent à notre compétition jusqu'à ce qu'il n'en reste qu'un, que nous déclarerons vainqueur. Peu importe si c'est votre première fois. Tentez votre chance".

Un océan d'hommes en smokings noirs, quelques-uns en queues de pie blanches, et leurs partenaires féminines en robes longues investirent l'immense piste de danse. S'habiller pour l'occasion faisait partie du plaisir et tout le monde avait fière allure. J'escortai Cissie sur la piste. Elle portait un superbe ensemble Escada noir réhaussé de brocarts dorés. Elle était magnifique. *Lance-toi, Grace Kelly*, pensai-je.

Nos amis de la maison des Hamptons avaient organisé un cotillon dansant/dîner formel au Roosevelt Hotel pour s'amuser - une occasion de poursuivre l'ambiance estivale hors saison. Cette idée enchanta beaucoup de monde et il avait fallu l'immense Salle de bal du Roosevelt Hotel pour accueillir toute la bande.

"Sais-tu danser le tango ? m'avait demandé Cissie, tout excitée.

□ Ça m'est arrivé une ou deux fois, répondis-je. Ce n'est pas difficile, trois pas en avant pour moi, en arrière pour toi, une pirouette et encore trois pas. On tend les bras comme pour le foxtrot en exagérant un peu, joue contre joue à la manière des amants latins."

Cissie s'en sortit tout de suite très bien. Nous nous amusions beaucoup. L'un après l'autre, les couples étaient écartés mais nous avions pour ainsi dire oublié les autres, tellement on avait du plaisir.

Soudain, Cissie, reprenant son souffle, me chuchota à l'oreille : "Reste calme, ne réagis pas surtout mais je crois que nous sommes presque seuls sur la piste".

J'obéis.

Bientôt les juges s'approchèrent de nous en tapant dans leurs mains. La musique s'arrêta trente secondes plus tard.

Nous regardâmes autour de nous. Nous étions effectivement seuls sur la piste. Tout le monde applaudissait. Nous n'arrivions pas à y croire. Nous avions gagné. Cissie était radieuse. Moi aussi. Nous étions fiers de nous, je crois, malgré notre incrédulité.

Nous n'avions jamais oublié cette soirée. Rappel éblouissant de notre jeunesse et de la beauté de Cissie.

Paris, novembre 2019

J'étais déterminé à faire de 2020 un nouveau départ. 2019 avait été consacré à Cissie. Cette année-ci, je devais m'occuper un peu plus de moi. Je prévoyais quatre semaines de vacances aux USA à partir de la mi-janvier. Les médecins m'y encourageaient ainsi que ma famille et mes amis. Ce serait la première fois que je serais loin de Cissie au-delà de quatre-cinq jours. Kael me suggéra d'appeler Cissie tous les deux jours. Je crois qu'il pensait que j'en aurais besoin. Il me promit de bien prendre soin d'elle en mon absence. Il savait bien évidemment comment me joindre.

Je partis donc, pour Palm Beach d'abord, rendre visite à mon frère et à de vieux amis, puis à Montecito, en Californie auprès de mon plus ancien copain et de sa femme. Je terminai par un séjour de cinq jours au Yale Club de New York. C'était désormais "ma maison" aux USA. Mes racines.

Les médecins avaient raison. De longues vacances étaient une bonne idée. Loin de mon rôle d'aidant, je repris des activités normales et des conversations normales avec des gens qui comptaient pour moi. J'appelai Cissie tous les deux jours.

Elle me disait des choses comme : "Oh, Dieu merci, tu m'appelles, Peter ! Il faut que tu viennes tout de suite."

Je lui rappelais que j'étais à New York en mission pour l'université et nos affaires personnels. Je lui assurais qu'elle me manquait, que je l'aimais et que je serai bientôt de retour.

J'évitai de préciser que je faisais le tour des Etats-Unis pour rendre visite à nos plus vieux amis. Cela aurait pu la bouleverser. Les voyages d'affaires, elle en avait toujours eu l'habitude. Je rentrai à Paris le 6 février avec l'intention de retourner en Amérique en avril pour voir d'autres amis. Ce qui ne se produisit évidemment pas.

Chapitre 23

Covid-19

La Villa d'Epidaure entra en quarantaine le 10 mars 2020, soit une semaine avant que le gouvernement français ordonne la fermeture des écoles, suivie par deux mois de confinement national au moment où j'écris ces lignes. Le monde découvrit Zoom et le distanciel pour tout. Je ne pouvais plus rendre visite à Cissie et les appels étaient restreints pour ne pas surcharger le standard. Douze résidents sur quatre-vingt-cinq testèrent positifs et l'ensemble des patients furent cantonnés dans leur chambre, où ils prenaient également leur repas seuls.

L'isolement de Cissie et nos communications limitées exacerbèrent mes inquiétudes à son égard mais elle s'en sortit finalement assez bien grâce aux excellents soins prodigués par l'institution. Son monde imaginaire lui occupait l'esprit et amoindrissait son ennui et sa solitude. Je ne pus la voir pendant trois mois. Elle testait négatif au virus.

En novembre 2019, j'avais adhéré à un groupe de soutien sponsorisé par Alzheimer France. La maladie sévissait aussi parmi les expatriés ; il s'agit d'un projet pilote destiné aux Américains et autres anglophones. Mon amie qui avait découvert les avantages thérapeutiques de la peinture et plusieurs autres dames américaines l'avait mis sur pied. Ce fut un succès et je leur suis redevable. Nous nous retrouvions en présentiel ou via Zoom une fois par semaine.

Les groupes de soutien jouent un rôle essentiel. Ceux d'Alzheimer, c'est Weight Watchers ou Alcooliques anonymes traités aux stéroïdes ! Ils ont la même fonction, à savoir aider des gens à faire face à de graves défis en les liant ensemble de manière à ce qu'ils puissent partager leurs problèmes et leurs expériences communes et se réconforter les uns les autres. Ils différent dans le sens où il n'est pas question d'affections physiques ou psychologiques personnelles. Il s'agit de la perte d'un conjoint toujours vivant.

Mon groupe de soutien comprend cinq femmes et moi. Chacune a une histoire différente. Certaines se sont mariées sur le tard. Elles avaient trouvé un compagnon avec qui jouir de l'âge d'or de la vie. Désormais ce sont des aidants à plein temps. Ce n'est pas ce qui était prévu mais elles ne se sentent pas spoliées pour autant. D'autres ont une différence d'âge avec leur mari malade. Certaines ont connu l'horreur de chercher partout un conjoint qui s'est enfui un beau jour. Un mari en question s'en était allé se promener dans Paris pour se retrouver à Boulogne, deux kilomètres plus loin. Son épouse nous raconta qu'elle avait appelé divers commissariats de police et qu'on l'avait finalement retrouvé. Une expérience stressante qui abrège l'espérance de vie.

Certaines dorment avec les clés de la maison sous leur oreiller après avoir fermé la porte à clé.

Un des maris fit une chute pendant les vacances dans une petite ville au mois d'août et se cassa le col du fémur. Ce n'est pas une bonne période pour une intervention chirurgicale d'urgence dans un village du littoral français... surtout pour un vieil homme sévèrement amoindri. Elle se tira pourtant d'affaire. Je m'émerveillai de sa résilience.

Une autre dame vient de placer son mari dans une institution. Elle souffre des émotions conflictuelles inévitables alliant libération et culpabilité. Nous lui disons tous qu'elle avait fait plus que le nécessaire et qu'elle n'a aucune raison de se sentir coupable.

A chacune de nos rencontres, nous exprimons toute une gamme d'émotions, de la frustration à la panique, de la colère à l'épuisement et nous manifestions tous à l'occasion notre accablement. Mais elles vont de l'avant. Elles n'ont pas le choix. Elles font ce qu'elles peuvent. A chacune réunion, j'en apprends un peu plus sur la force de l'esprit humain.

En juin, je rendis visite à Cissie à la Villa d'Epidaure pour la première fois en trois mois après le premier confinement. Portant un masque, j'entrai par le jardin dans l'espace isolé où l'on pouvait se voir tout en maintenant les distanciations sociales.

Elle était assise à une grande table et me regarda approcher sans aucune expression sur son visage.

"Bonjour, dit-elle, je m'appelle Cissie Barnet.

□ Bonjour, je suis Peter Barnet, ton mari.

□ Ce n'est pas vrai.

□ Si, rétorquai-je en ôtant mon masque.

□ Oh, tu lui ressembles un peu. Et ton blazer me dit quelque chose."

J'étais si heureux de la voir et de restaurer nos quarante-quatre ans de mariage.

Au bout d'un moment, avec un peu de persuasion, elle me sourit.

LEÇONS APPRISES

Il y a un adjectif pour définir la maladie d'Alzheimer : "cruel". Elle détruit l'esprit du malade. Lentement, inexorablement. Petit à petit, la personne s'éclipse. Il n'y a aucun espoir de guérison et au sein d'un couple, cela modifie les perspectives du vieil âge en mettant sens dessus dessous rêves et projets de retraite. Cela anéantit la possibilité de jouir del'âge d'or de la vie. Cela affecte toute la famille. Et brise l'âme.

Cela étant dit, j'ai tenté de distiller quelques leçons apprises, susceptibles, je l'espère, d'être utiles à d'autres personnes dans la même situation.

1. 1.Le prix émotionnel a payé est plus fort pour le conjoint que pour les enfants d'une victime de l'Alzheimer. C'est la raison pour laquelle les médecins traitent le couple, le conjoint sain étant plus à risque de mourir que la victime. Il n'en va pas de même pour les enfants. Cela semble logique, les relations étant à l'évidence différentes.
2. Les conjoints reprochent souvent à leurs enfants de ne pas en faire assez pour aider. Or, c'est normal qu'ils s'impliquent moins. En règle générale, ils ne vivent plus avec leurs parents et ont leurs propres carrière et famille. Il y a des chances qu'ils soient moins investis auprès de leurs parents que ne le sont maris et femmes.
3. La maladie d'Alzheimer est probablement moins pénible pour la victime que pour son conjoint. Leur cerveau défaillant les protège de la souffrance cognitive à mesure que le mal évolue.

Il n'existe aucune protection de la sorte pour les esprits sains, ce qui explique que nous soyons à risque.

4. Intellectuellement parlant, il n'est pas difficile de comprendre les bonnes décisions à prendre. Sur le plan émotionnel, cependant, elles sont difficiles à admettre. En y repensant, je n'ai pas eu de mal à me résoudre à placer Cissie dans une institution. Il n'y avait pas d'autre solution. Le plus dur a été de l'admettre sur le plan émotionnel. La situation diffère d'une personne à l'autre, mais cela aide de voir régulièrement un psychologue, d'adhérer à un groupe de soutien, de conserver une vie sociale et d'entretenir les centres d'intérêt qui nous tiennent à cœur. C'est l'étoffe même de la vie normale qui donne du sens à la vieillesse. Cela n'effacera en rien le fardeau émotionnel qui pèse sur un aidant bienveillant mais cela vous rendra la vie plus facile et plus sûre.
5. De nombreux aidants expriment un sentiment de culpabilité s'ils perdent patience avec leur conjoint à domicile ou quand ils le placent dans un établissement. Les psychologues tentent de les aider à vaincre ce sentiment mais ce n'est pas facile parce que nos émotions fondamentales tendent à outrepasser notre compréhension intellectuelle.
6. Cela n'a rien d'égoïste de vouloir sauvegarder ce qui reste de votre vie mais là encore, les émotions peuvent rendre ce sentiment difficile à ignorer. Les psychologues vous diront que faire quelque chose pour soi ne signifie pas que ce soit aux dépens du conjoint malade. Ils ont raison, bien sûr. C'est vous que vous devez convaincre. Je me le répète tous les jours. Ça aide.

7. Les accès de colère suivis de sentiments de honte ne font pas de vous une mauvaise personne, mais un être humain sensible.
8. Les remèdes, en particulier les antipsychotiques, sont une nécessité dans le traitement des malades de l'Alzheimer. Les tranquillisants et les somnifères jouent aussi un rôle. Personne n'aime ces médicaments mais ils ont deux fonctions fondamentales : éviter au patient de fortes anxiétés et le calmer suffisamment pour gérer les besoins en matière de prise en charge.
9. Malgré les soins, les malades ont leurs bonnes et mauvaises humeurs comme tout le monde. Quand votre conjoint est anxieux et se plaint, changez de sujet en passant à des choses plus positives. Les victimes d 'Alzheimer, comme les enfants, sont faciles à distraire. S'ils veulent que vous résolviez un problème pour eux, dites-lui que vous le ferez. La communication non-verbale est essentielle quand la conversation normale n'est plus possible. Vous vous ennuyez peut-être assis là en silence avec votre conjoint mais lui ne s'ennuie pas avec vous et il est heureux quand vous lui télégraphier par des gestes votre amour et votre affection.
10. Le déni est normal dans les premières phases de la maladie. De plus, l'Alzheimer est difficile à diagnostiquer. Cependant, refuser d'admettre la situation devient de plus en plus problématique à mesure que vous repoussez l'échéance. Cela aura pour effet de frustrer toute la famille, de mettre le patient en danger et pourrait vous faire du tort.
11. Ne cachez pas trop longtemps la vérité à vos amis. Dès que la vie sociale doit changer et que les symptômes commencent à apparaître, informez-les. Sinon, ils se demanderont pourquoi

vous semblez asocial. Parlez-leur, ils vous soutiendront et vous aideront à supporter la situation. C'est vital pour vous.

12. Il est essentiel de prévoir les choses à l'avance. Cela vous offre des choix et vous laisse le temps de mettre en place des mesures mûrement réfléchies. Assurez-vous que vos affaires sont en ordre sur le plan financier et fiscal. N'essayez pas de tout faire tout seul. Faites-vous aider par des experts et par vos amis. Vous vivrez plus longtemps.
13. N'ayez pas peur de pleurer quand vous êtes seul, avec votre groupe de soutien ou votre psychologue. Pleurer est une soupape. Cela libère le stress et restaure un calme bien nécessaire. Mon psychologue me disait régulièrement de pleurer.
14. Il faut rire aussi. Le rire et l'humour nous aident à supporter l'insupportable. La situation est affreusement triste mais si on ne peut pas rire ni faire des blagues, cette tristesse peut vous engloutir. J'ai toujours pensé que la vie était beaucoup trop sérieuse pour être prise au sérieux. L'humour maintient à flot. C'est le cas pour moi au moins.

Un dernier mot à propos de Cissie

J'ai commencé à écrire ce livre en guise de thérapie pour moi et dans l'idée d'en faire un guide à l'intention de ceux qui se trouveraient un jour ou l'autre dans le même bateau. J'estimais donc que ce serait un exercice utile pour moi comme pour les futurs aidants principaux. Au fil de la plume, je me suis rendu compte que c'était aussi mon hommage à Cissie. Comment pourrait-il en être autrement ?

Cissie est, ou était, une femme remarquable. Elle avait de nombreux talents, de nombreux dons et c'était une beauté. Elle voulait une existence plus vaste et plus stimulante que celle que lui offraient les circonstances de sa vie à Göteborg lorsqu'elle atteignit l'âge adulte.

Elle avait l'indépendance et la force de caractère nécessaires pour se lancer seule et y parvenir. Elle savait ce qu'elle voulait et elle était disposée à accepter les hauts et les bas de ses décisions. Cependant, elle ne renia jamais ses racines et demeura fidèle à la Suède et sa culture. En réalité, sa vie d'expatriée réhaussa son patriotisme.

Elle jouissait d'un stoïcisme naturel. Si elle subissait un revers, elle poursuivait sa route malgré tout. Son combat de trente ans contre l'arthrite rhumatoïde fut héroïque. Elle était d'une loyauté farouche à mon égard. Cela ne l'empêchait pas de me critiquer souvent, comme elle critiquait beaucoup de choses et beaucoup de gens. Mais elle avait bon cœur et était prête à tout pour ceux qu'elle aimait. Dans les bons comme dans les mauvais moments, elle a toujours été à mes côtés.

Peter Barnet

Cissie a perdu sa dernière bataille contre l'Alzheimer. Elle ne pouvait pas gagner. Personne ne le peut, tout au moins pour l'instant. Mais en définitive elle a eu une belle vie jalonnée de gens, de lieux et d'accomplissements intéressants. Elle a fait un bon usage de ses talents considérables. Elle a profité de la vie. Elle ne m'a jamais ennuyé, ni moi ni personne.

UN DERNIER MOT SUR MOI

Quel est-ce vieil adage à propos de l'adversité ? "Ce qui ne me tue pas me rend plus fort". Je pense que c'est vrai. Je l'espère. Le combat que je mène contre l'Alzheimer de ma femme dure depuis six ans. Il a dévoré ces années et m'a plongé pour la première fois de ma vie dans des sentiments de désespoir. Pourtant, je suis resté positif. Je penche pour le "verre à moitié plein", et c'est utile pour se battre contre cette horrible maladie.

Cissie me manque tous les jours et je suis tellement désolé pour elle que sa vieillesse lui ait été dérobée. Quand j'ai ce genre de pensées, je désespère. Alors je songe à la vie que nous avons vécue ensemble et je suis reconnaissant. Et quand je pense à mon fils, Chris, et sa femme, Tanya, je souris. Ils veulent des enfants et je veux des petits-enfants.

La vie se regénère comme il se doit.

Ainsi donc, il y a beaucoup de choses à vivre et à apprécier. Je ne changerais rien à la vie que Cissie et moi avons vécue ensemble, et je l'aimerai toujours. C'était une sacrée femme. Je continuerai à vivre un deuil blanc mais je jouirai du bonheur d'avoir Chris et Tanya, mon frère, sa famille et mes amis. La vie n'est pas finie et comme Humphrey Bogart le dit à Ingrid Bergman au moment où ils se séparent pour des motifs nobles dans la dernière scène du film, Casablanca : Cissie, "nous aurons toujours Paris" et nous aurons toujours la musique d'Un homme et une femme.

"Here is looking at you, kid".

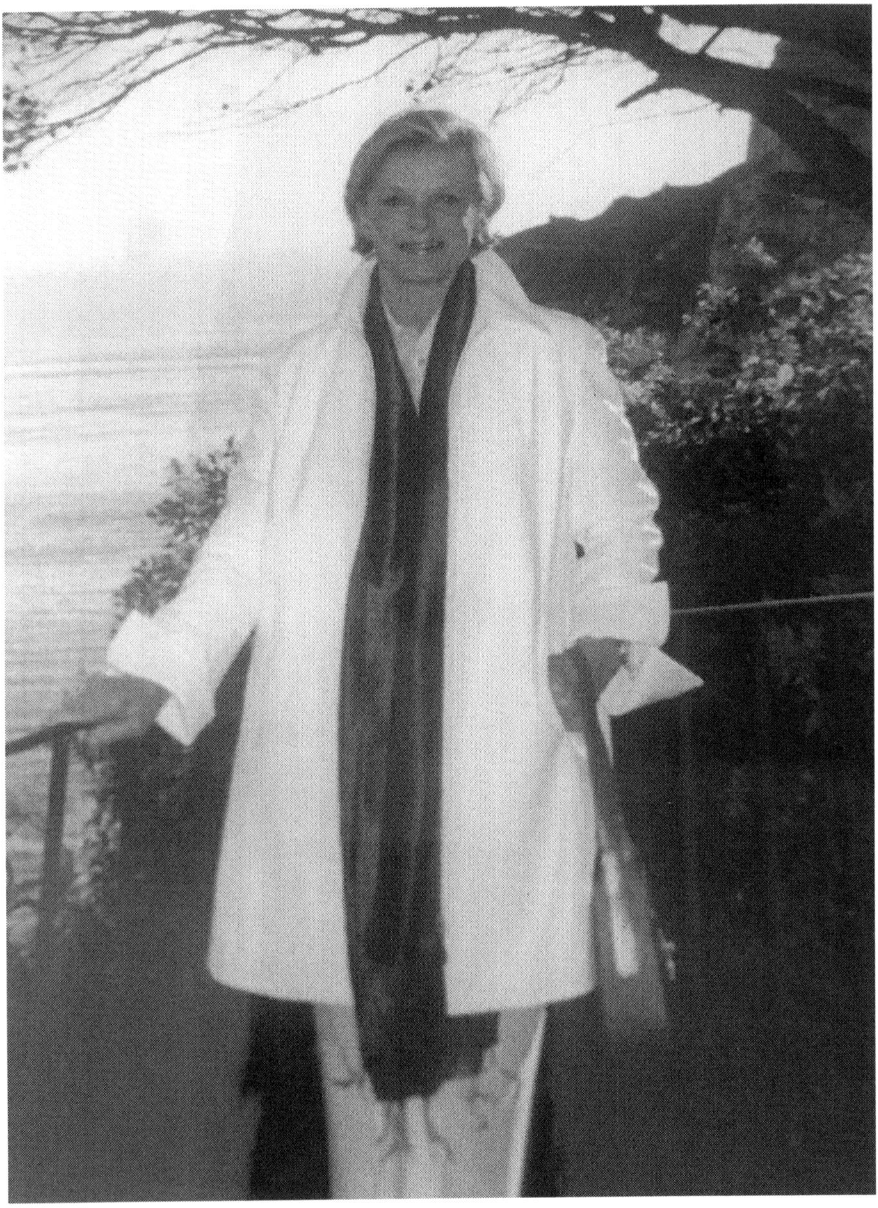

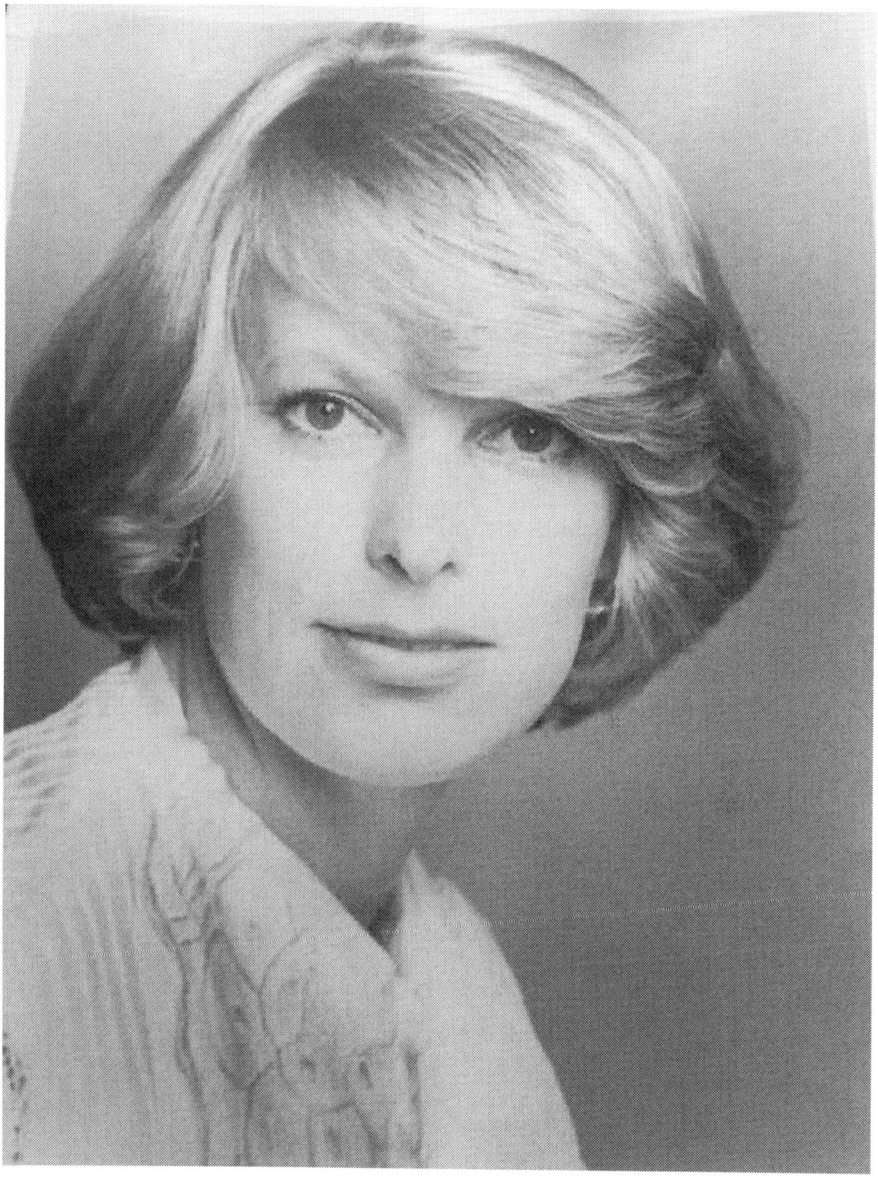

Remerciements

Quand je songe à notre vie d'expatriés, il me parait juste de dire que Cissie et moi avions des amis partout mais peu dans un endroit donné. Je doute d'avoir été en mesure d'écrire ce livre sans le soutien de ces amis tout au long de cette période difficile pour nous deux. Je ne pense pas que j'en aurais eu le courage et je ne suis pas sûr non plus que j'aurais survécu. Je leur dois ma santé mentale et ils ont ma reconnaissance et mon affection éternelles.

Un remerciement particulier à mon frère, Bruce, et à mon fils, Christopher. Avec eux dans mon équipe, comment aurais-je pu ne pas m'en sortir ?

Toute ma gratitude aussi à mon ami, Barry Lando, journaliste de renom, qui a revu ce livre. Ses conseils m'ont été inestimables. Je lui serai à jamais redevable de son amitié et de son aide.

Printed in Poland
by Amazon Fulfillment
Poland Sp. z o.o., Wrocław

79028160R00107